W0195833

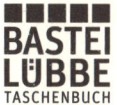

BASTEI
LÜBBE
TASCHENBUCH

Über die Autorin:

Anna Tarneke hat siebzehn Jahre Schichtdienst in der Notaufnahme eines großen deutschen Krankenhauses, ja, man kann sagen, überlebt! Dabei hat sie eine große Liebe gefunden, sie wieder verloren, dreißig Kilo zugenommen und vor allem einen unermesslichen Schatz an Einsichten in das Wesen des Menschlichen gewonnen. Und sie liebt die Menschen. Immer noch.

ANNA TARNEKE

SPRITZENMÄSSIG

Kurioses, Krasses und Komisches aus der Notaufnahme

Aufgezeichnet von Christine Meyer

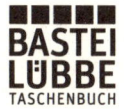

BASTEI
LÜBBE
TASCHENBUCH

BASTEI LÜBBE TASCHENBUCH
Band 60717

*Die Erlebnisse, die in diesem Buch geschildert werden,
beruhen auf Tatsachen. Zum Schutz der Rechte der Personen
wurden Namen, Orte und Details geändert.*

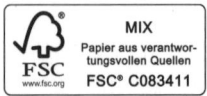

Dieser Titel ist auch als E-Book erschienen.

Originalausgabe

Copyright © 2013 by Bastei Lübbe AG, Köln
Textredaktion: Viola Krauß, Köln
Titelbild: © getty images/Jupiterimages
Umschlaggestaltung: Pauline Schimmelpenninck Büro für Gestaltung, Berlin
Satz: hanseatenSatz-bremen, Bremen
Gesetzt aus der ITC Officina Sans
Druck und Verarbeitung: CPI books GmbH, Leck – Germany
Printed in Germany
ISBN 978-3-404-60717-4

5   7   6   4

Sie finden uns im Internet unter
www.luebbe.de
Bitte beachten Sie auch: www.lesejury.de

Ich widme dieses Buch meiner Schwester Ute und meiner Mutter Marianne, die immer ein offenes Ohr für mich und meine Vorfälle hatten.

Inhaltsverzeichnis

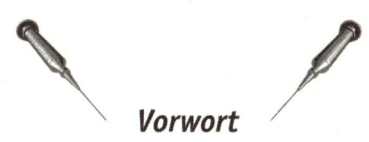

Vorwort

*I*ch kann mich noch genau an meinen ersten Arbeitstag als Krankenschwester in der Notaufnahme erinnern. Ich war blutjung und fest entschlossen, die Welt ein Stückchen besser zu machen, indem ich ihre Bewohner von Krankheit und Schmerzen befreite – oder die Pein zumindest etwas linderte.

Ich weiß noch, wie aufgeregt ich war, als ich den ersten Gipsverband meines Lebens anlegen sollte, wie nervös, als ich ihn um das gebrochene Bein wickelte und wie stolz mich schließlich das fertig gegipste Werk machte.

Damals hatte ich noch keine Ahnung, was ich in den nächsten Jahren alles erleben sollte und dass Beinbrüche nur einen winzigen Teil meiner Arbeit ausmachen sollten. Ich hatte keinen blassen Schimmer davon, was der menschliche Körper alles aushalten kann und auf welche Ideen manche Leute kommen, die ihren Körper offensichtlich für unzerstörbar halten. Hätte man mir als junge Schwesternschülerin erzählt, was ich sehen und erleben würde, hätte ich laut losgelacht und nichts davon geglaubt.

Alltag gibt es in meinem Beruf nicht wirklich, bei uns ist jeder Tag anders. Als Krankenschwester in der Notaufnahme eines großen Klinikums arbeiten zu dürfen, ist daher Geschenk und Herausforderung zugleich.

Es ist ein Geschenk, die vielen Facetten des menschlichen

Lebens und Leidens kennenzulernen, ohne persönlich davon betroffen zu sein. Und es ist eine Herausforderung, unter größtem Stress dazu beizutragen, Menschenleben zu retten, während sich gleichzeitig jemand mit einer verstopften Nase in der Notaufnahme meldet und theatralisch darüber klagt, nicht vernünftig atmen zu können.

Seit 17 Jahren arbeite ich nun auf dieser Station, und ich kann Ihnen versprechen: Mir ist nichts Menschliches mehr fremd. Wenn ich sage nichts, dann meine ich auch nichts.

Ich habe mit Staunen und Entsetzen erlebt, was sich manche Leute in der Hoffnung auf einen neuen Kick in ihre Körperöffnungen stopfen. Darunter waren Dinge, von denen ich früher nicht mal ansatzweise geglaubt hätte, dass sie dort tatsächlich reinpassen. Geht aber. Mit gewissen Kollateralschäden.

Sexunfälle jeder Art zählen sicherlich zu den skurrilsten Begebenheiten in der Notaufnahme. Besonders selten kommen sie zwar deshalb noch lange nicht vor, aber natürlich machen sie nicht den Schwerpunkt meiner Arbeit aus.

Ich habe verprügelte Frauen erlebt, die felsenfest davon überzeugt waren, dass die Schläge ihren Ehemännern mehr wehtaten als ihnen selbst. Und Ehemänner, die sich gegen ihre prügelnden Weiber nicht wehrten, weil man eine Frau schließlich nicht schlägt.

Zu uns kommen Menschen mit Herzinfarkten und (oral und rektal vorgenommenen) Alkoholvergiftungen, Verstopfungen und Verbrühungen, Unfall- und Gewaltopfer – einfach jeder, der große Angst um seine oder die Gesundheit eines anderen hat.

Mit *Emergency Room* oder anderen Krankenhausserien hat meine Arbeit wenig zu tun. George Clooney und Professor Brinkmann stehen jedenfalls nie knöcheltief in Blut und Exkrementen.

Und sie werden auch nicht lauthals beschimpft, wenn sie einen zugedröhnten Junkie aus seinem lebensgefährlichen Trip zurück in die Realität holen. Das haben Junkies nämlich nicht so gerne, schließlich mussten sie eine Menge Kohle für ihren Trip berappen. Tja, Pech gehabt. Wer bei uns landet, dem wird beim Überleben geholfen. Ob er will oder nicht.

Eine Notaufnahme ist wie ein kleiner Schmelztiegel. In einer Millionenstadt wie Köln erst recht. Köln ist bekannt für sein besonders buntes Miteinander.

So wird die nette Omi mit dem Oberschenkelhalsbruch nur durch einen Vorhang von dem randalierenden Säufer getrennt, der neben dem schwulen Paar mit der im Rektum versenkten Salatgurke ausnüchtern darf, welches wiederum neben der Nonne mit Kreuzbandriss gesundet.

Sicherlich haben Sie schon mal davon gehört, dass im Krankenhaus nicht unbedingt ein Überangebot an Personal vorhanden ist. Somit gehört es auch zu meinen Aufgaben, die unfreiwillig zusammengewürfelte Patiententruppe zu beaufsichtigen und hin und wieder voneinander fernzuhalten. Ich kann Ihnen sagen: Flöhe hüten ist leichter. Was passiert, wenn zwei rivalisierende Banden nach einer Schießerei ihre verletzten Mitglieder zu uns bringen – das können Sie hier lesen.

Trotz Personalmangels bin ich natürlich nicht die einzige Schwester, die in der Notaufnahme arbeitet, sondern ich bin eingebettet in das beste Team der Welt. Manchmal kommen mir meine Kollegen wie eine Ersatzfamilie vor, und wie in einer richtigen Großfamilie gibt es auch unter ihnen viele, mit denen ich mich fantastisch verstehe und einige, die ich weniger gut leiden kann.

Einige meiner Kollegen werden Sie in diesem Buch häufiger antreffen, dazu gehören unser Urologe Dr. Uwe M., der schon wegen seines trockenen Humors zu meinen Lieblingsärzten zählt, und unser Chirurg Dr. Claas H., der zumindest rein optisch auch Fernseharzt hätte werden können. Ehrlich, der sieht wirklich gut aus. Und Dr. Alma A. darf ich natürlich nicht vergessen, unsere äußerst kompetente, aber auch recht hemdsärmelige Internistin, die wirklich nichts erschüttern kann.

Meine liebe Kollegin Schwester Susi und mein Lieblingsrettungssanitäter Frank werden uns ebenfalls häufiger begegnen.

Diese fünf zählen zu den Kollegen, mit denen ich am meisten zu tun habe – auch wenn es natürlich noch jede Menge andere Schwestern, Pfleger und Ärzte bei uns gibt.

Ich lade Sie ein, einen realistischen und dennoch unglaublich amüsanten Blick in die Welt der Notaufnahme zu werfen. Bei der Lektüre dieses Buches werden Sie den ganz normalen Wahnsinn kennenlernen, der mit der weich gespülten Fernsehwelt der Krankenhausserien kaum etwas gemeinsam hat.

Alle Geschichten sind tatsächlich passiert. Die meisten haben einen ernst zu nehmenden Hintergrund, einige sind echt verrückt, viele sind einfach beides. Denn häufig ist es im Leben einfach so: Zuerst war es Spaß, dann wurde es Ernst, und dann landen sie bei mir.

Alle Personen, Orte und Einsatzabläufe wurden so stark verfremdet, dass sich keiner der betroffenen Patienten wiedererkennen wird. Wenn Sie also denken: Oje, der Typ mit dem Weineinlauf, das bin doch ich – entspannen Sie sich. Sie sind es nicht, und Sie glauben gar nicht, wie viele von solchen Leuten ich jedes Jahr zu Gesicht bekomme.

Aus Gründen des Datenschutzes nenne ich weder den Namen meines Arbeitgebers noch den von Kollegen und Ärzten. Alle Übereinstimmungen mit lebenden oder toten Personen sind rein zufällig. Ich bin mir sicher, dass sich vergleichbare Geschichten in allen Notaufnahmen unserer Großstädte so oder so ähnlich abspielen.

In den letzten 17 Jahren habe ich vieles erlebt, Dramatisches und Trauriges ebenso wie Irrwitziges und schlichtweg Komisches. Wahre Slapsticks wechselten sich ab mit unfassbaren Abstrusitäten, und ich verspreche Ihnen eins: Langweilig wird es Ihnen, liebe Leser, nie.

Tauchen Sie jetzt also ein in die wunderbare Welt der Notaufnahme. Erfahren Sie mehr über eine Station, auf der Sie hoffentlich niemals landen werden. Und wenn doch, dann denken Sie daran, was andere vor Ihnen schon erlebt haben, vielleicht liegen Sie dann ja mit einem Lächeln im Gesicht auf Ihrer Trage.

Viel Spaß und alles Gute –
Ihre Krankenschwester *Anna*

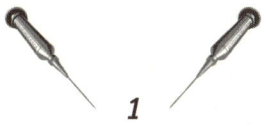

1
»Was macht die Flex in seinem Enddarm?!« –
Von Sexunfällen und
bemerkenswerten Liebesspielen

Sexunfälle passieren aus den unterschiedlichsten Gründen. Einige passieren im Eifer des Gefechts und sind schlicht einer übergroßen Leidenschaft geschuldet. Dazu zählt etwa der Klassiker unter den Sexunfällen: das Einreißen der Schwellkörper im Penis, umgangssprachlich Penisbruch genannt. Das kann schneller gehen, als man denkt, und es ist nicht einmal eine exorbitant außergewöhnliche Stellung oder Ähnliches vonnöten. Es kann sozusagen jeden treffen (der einen Penis hat). Ein kurzes Umknicken im erigierten Zustand, schon kann das Genital blau anlaufen – eine überaus schmerzhafte Angelegenheit, wie mir alle meine Patienten versicherten, und sie muss häufig operiert werden.

Selbst unser Urologe Dr. Uwe M. hat immer sehr viel Mitleid mit den Betroffenen. Und das will etwas heißen. Denn Dr. M. ist ein Mann, den so schnell nichts beeindrucken kann. Diese Eigenschaft teilt er mit vielen Urologen, was angesichts ihrer Aufgabengebiete vielleicht nicht weiter verwunderlich ist. Wer ärztlich gesehen erster Ansprechpartner für den Bereich unterhalb der männlichen Gürtellinie ist, erlebt automatisch eine Menge Dinge, die bei einem Laien staunendes Kopfschütteln oder hysterische Lachanfälle auslösen würden.

Hinzu kommen die Hemmungen vieler Patienten, ihre Probleme wahrheitsgemäß zu beschreiben, sodass man als Arzt manchmal eine blühende Fantasie haben muss, um aus den blumigen Umschreibungen die tatsächlichen Beschwerden herausfiltern zu können. Ohne eine gesunde Portion Humor würde man als Urologe ein schwierigeres Dasein führen.

Wobei das eigentlich für alle anderen Ärzte auch gilt. Humor ist ein erprobtes Mittel der Realitätsbewältigung im Krankenhaus, und in jeder Fachrichtung fällt er etwas anders aus. So witzig und ironisch die einen, so taff und handfest sind die anderen. Wie zum Beispiel unser Chirurg Dr. Claas H., dessen Humor eine Spur derber ausfällt, als man bei diesem schönen Mann vielleicht erwarten würde ...

Aber zurück zum gesundheitsgefährdenden Sex.

Die mit Abstand meisten Sexunfälle gehen auf ein besonders großes Maß an Experimentierfreudigkeit zurück. Einige Dinge passieren dabei ganz banal aus mangelndem physikalischen Sachverstand (wussten Sie, dass sich eine offene Wasserflasche unter bestimmten Bedingungen festsaugen kann? Stichwort Unterdruck? Wo diese Bedingungen herrschen, können Sie sich vielleicht grob vorstellen).

Andere Dinge passieren, weil sich manche einen Lustgewinn erhoffen, der sich rein praktisch nicht erreichen lässt durch ihr gewagtes Abenteuer. Wunsch und Wirklichkeit passen häufig einfach nicht zusammen. Sie glauben gar nicht, was sich einige Leute so in ihre Körperöffnungen stecken, weil sie denken, dass es Spaß machen könnte. Das Gegenteil ist oft der Fall.

Alle diese Patienten haben aber eines gemein: Sie sind zutiefst beschämt, wenn sie zu uns in die Notaufnahme kommen und kramen die merkwürdigsten Erklärungen hervor (»Ich hab mich aus Versehen auf den Deo-Roller gesetzt ...«).

Ich kann Ihnen versichern, dass solche Ausreden überflüssig sind. Falls Sie jemals in die Notaufnahme eines Krankenhauses müssen, weil bei Ihrem Liebesspiel irgendetwas schiefgelaufen ist, dann seien Sie sich über eines im Klaren: Alle Mitarbeiter sämtlicher Notaufnahmen dieser Erde haben schon zig Sexunfälle behandelt – die meisten dürften weitaus schlimmer gewesen sein als Ihrer. So wie der von Boris R. ...

Als man Boris R. in die Notaufnahme getragen hatte, war sein Blutverlust bereits beträchtlich. Zwischen seinen Beinen hatte er ein großes geblümtes Badetuch, das von Blut getränkt war und aus dem es immer wieder tropfte.

Eine Hose trug er nicht.

Seine Gesichtsfarbe hatte sich der weißen Trage nahtlos angeglichen. Er presste die Lippen aufeinander und kniff die Augen zusammen, als wollte er einen Schrei unterdrücken. Mehr als ein leises Wimmern war nicht von ihm zu hören.

Und das war erstaunlich.

Denn als ich ihm vorsichtig das Handtuch aus dem Schritt entfernte und die Ursache der schweren Blutung in Augenschein nehmen wollte, hätte ich beinahe selbst laut losgeschrien – wie war es möglich, dass der Patient nicht in hysterische Schreikrämpfe verfiel?

Es war, als hätte man sein Hinterteil mehrfach durch einen Fleischwolf gedreht, und ich muss zugeben, dass ich auf den Anblick einer solchen Schlachtplatte nicht gefasst war.

Für die Behandlung einer derart schweren Verletzung kann es extrem wichtig sein, den Unfallhergang genau in Erfahrung zu bringen. Die Frage »Wie ist das passiert?« zählt daher zu den am häufigsten gestellten Fragen in der Notaufnahme, und in diesem Fall hier war sie mehr als angebracht.

In all den 17 Jahren, die ich auf dieser Station gearbeitet

hatte, habe ich mich stets bemüht, so nüchtern und sachlich wie nur möglich zu klingen, egal, wie irrwitzig oder abstoßend die Verletzungen waren, die da vor mir auf dem Tisch lagen. Aber im Fall von Boris R. wollte es mir einfach nicht gelingen, mein Entsetzen zu verbergen:

»Um Gottes willen, wie ist denn das passiert??!«, entfuhr es mir erschrocken.

»Ich bin ausgerutscht und mit dem Hintern auf die Kante des Bürgersteigs gefallen«, stöhnte Boris R. – und natürlich wussten wir beide, dass das so nicht stimmen konnte.

Ich hatte schon viele Notlügen gehört und brachte für einige durchaus Verständnis auf. Jeder Mensch macht schließlich Fehler, aber deshalb muss lange nicht jeder von diesen Fehlern auch erfahren. Besonders nicht von den geheimen Leidenschaften und abseitigen Interessen, die mitunter gar peinliche Auswirkungen haben. Deshalb gab es unter den Rettungssanitätern sogar eine Art Code, der in besonders heiklen Fällen und in Anwesenheit von Angehörigen angewandt wurde. »Herzinfarkt im Lidl Hornstraße« hieß es zum Beispiel, wenn jemand im Pascha, Europas größtem Puff direkt gegenüber besagtem Discounter, einen Herzinfarkt erlitten hatte. Das war allemal besser, als einer alten Dame zu erklären, dass ihr 78-jähriger Göttergatte zwischen den gigantischen Silikonbrüsten einer osteuropäischen 20-Jährigen sein Leben ausgehaucht hatte.

Doch im Fall von Boris R. war jede Notlüge fehl am Platz. Der Mann spielte mit seinem Leben, wenn er uns nicht so schnell wie möglich sagte, was dieses Massaker zwischen seinen Pobacken ausgelöst hatte.

Geschlagene zwanzig Minuten beharrte er auf seiner Version.

»Wir werden Ihnen einen künstlichen Darmausgang legen

müssen«, sagte unser Chirurg Dr. Claas H. zu ihm. »Um die Infektionsgefahr so gering wie möglich zu halten, ist es absolut
wichtig für uns zu wissen, wie das hier passiert ist!«

»Ich sag doch, ich bin ausgerutscht ...«

Dr. H. warf mir einen Blick zu und verdrehte die Augen. Die
Zeit drängte, der Mann drohte aufgrund des hohen Blutverlus-
tes zu kollabieren, was ich ihm auch mehrfach deutlich sagte.

»Es ist lebensnotwendig, dass Sie uns sagen, wodurch diese
Verletzung entstanden ist«, versuchte ich wieder, so nüchtern wie möglich, von mir zu geben. »Wir müssen wissen, ob
der Gegenstand zum Beispiel aus Holz war, sich also eventuell noch Holzsplitter in der Wunde befinden oder ähnliche
Fremdstoffe. Wenn wir nicht wissen, wie und womit das passiert ist, können Sie sich eine lebensgefährliche Infektion zu-
ziehen. Wenn Sie überleben wollen, und wenn Sie vor allen
Dingen einigermaßen gesund weiterleben wollen, dann müssen Sie mir jetzt die Wahrheit sagen.«

Boris R. zögerte einige endlose Minuten, bis er sich schließlich mit flehender Stimme an mich wandte.

»Meine Frau darf davon nichts erfahren ...«

Angesichts seiner gravierenden Verletzungen war ich erstaunt, dass er keine anderen Sorgen hatte.

»Das muss sie auch nicht.«

»Sie hat gesagt, wenn ich so etwas noch mal mache, dann
verlässt sie mich ...«

Ich fragte mich, wie man eine Sache mit derart blutigem
Ausgang mehr als einmal machen und vor allem mehr als einmal überleben konnte. Aber ich nickte nur verständnisvoll:

»Ihre Frau wird es nicht erfahren.«

»Versprochen?«

»Versprochen.«

Ich warf Dr. H. einen auffordernden Blick zu.

»Natürlich! Ärztliche Schweigepflicht! Ich sage niemandem was!«, sagte Dr. H. und fügte noch ein »Versprochen« hinzu.

Und dann kam die Geschichte mit der Flex.

Boris R. war ein passionierter Heimwerker. Seine handwerkliche Begabung war eher durchschnittlich, aber er hatte Spaß an der Arbeit. Und besonders an den Arbeitsgeräten.

Als Nächstes war der Partykeller an der Reihe. Die Decke brauchte eine neue Holzvertäfelung, und natürlich wollte Boris R. alles selbst machen. Auch eine Theke wollte er bauen, mit Metall verkleidet, alles ganz edel und schick, für die zahlreichen Abende, an denen hier Doppelkopf gespielt werden sollte.

Im Baumarkt deckte er sich mit den nötigen Materialien und Werkzeugen ein, beziehungsweise mit den Dingen, von denen er glaubte, dass er sie brauchen würde.

Wozu auch immer.

Eine kleine Flex-Maschine, ein sogenannter Geradschleifer, hatte es ihm besonders angetan. Vielleicht hatte er sich noch im Baumarkt vorgestellt, wie er damit die kleinsten Winkel seiner neu gestalteten Theke bearbeiten würde, vielleicht hatte er aber auch dort bereits daran gedacht, wie es wäre, sich das Teil rektal einzuführen.

»Aber warum???«, war das Einzige, was mir in diesem Moment dazu einfiel, und Boris R. erklärte mir, dass er sich vorgestellt hatte, wie die rotierenden Schleifblätter seinen Anus stimulierten. Er hatte geglaubt, das könne ein schönes Gefühl sein und hatte die Kraft des 420-Watt-Geräts dabei eindeutig unterschätzt. Denn dummerweise drang der Schleifer innerhalb von Sekunden so tief ins Körperinnere, dass er nicht nur den kompletten Schließmuskel zerstörte, sondern auch acht Zentimeter des Enddarms für immer und ewig vernichtete, bevor Boris R. unter Schock den Stecker ziehen konnte.

»Meine Frau darf davon nichts erfahren ...«, wiederholte er

noch einmal stöhnend, und ich konnte verstehen, warum er das nicht wollte.

Das Leben von Boris R. wurde gerettet. Von nun an würde er mit einem künstlichen Darmausgang durchs Leben gehen müssen.

Ob seine Ehe das ganze Drama überlebt hat, entzieht sich meiner Kenntnis. Bevor Boris R. in den OP geschoben wurde, fragte er mich noch, ob ich die Ausrede mit der Bordsteinkante wenigstens einigermaßen glaubhaft fand, ob seine Frau das wohl so schlucken würde, oder ob er noch ein paar Glasscherben in seine Geschichte einbauen sollte.

Als ich den Kopf schüttelte und ratlos mit den Achseln zuckte, murmelte er noch, seine Frau würde ihm den A*** aufreißen, wenn sie die Wahrheit erfuhr. Dann schlummerte er unter der Narkose weg, und ich dachte nur, dass das ja nicht mehr nötig war.

* * *

Anders verhielt es sich mit Romina G. Sie war nicht Opfer ihrer Experimentierfreudigkeit, sondern ihrer Lebensumstände geworden. Und obwohl mich die Härte ihres Alltags wirklich berührte, hinterließ mich ihr Pragmatismus etwas fassungslos.

Die achte Etage unseres Krankenhauses stand eine ganze Weile leer. Eigentlich sollte sie renoviert werden, aber wie so häufig fehlte das Geld an allen Ecken und Enden. So zog sich der Umbau endlos in die Länge und störte einige Patienten.

Romina G. zählte nicht dazu.

In einer eisigen Dezembernacht war sie mit dem Bus bis zum Krankenhaus gefahren und stand nun in hautengen, glänzenden Leggings und pinken Stöckelschuhen vor der Notaufnahme. Trotz des schrillen Make-ups konnte ich sehen, dass ihre Lippen vor Kälte blau waren, was angesichts ihrer durchsichtigen Bluse kein Wunder war. Die junge Frau tat mir auf Anhieb leid, ihren Beruf machte sie sicher nicht aus Liebe.

Durch ihre hautengen Leggings konnte man sofort die nässende Wunde sehen, die sich Romina G. in ihrem Metier zugezogen hatte. Eiter und blutiges Wundwasser drangen durch den synthetischen Stoff und ließen auf eine heftige Infektion in der Leistengegend schließen.

»Das wurd immer schlimmer«, erklärte mir Frau G. auf meine Nachfragen. »Irgendein Freier hat mir das angeschleppt. Zuerst war es nur 'n bisschen entzündet, aber mit jedem Kunden hat sich das vergrößert. Heut Nacht hab ich es dann nicht mehr ausgehalten.«

Ich nickte verständnisvoll. Als ich ihr vorsichtig aus ihren Leggings half, war ich bestürzt. Wie konnte sie mit so einer Wunde weiter anschaffen gehen? Unter was für einem Druck musste die arme Frau stehen?

Eine offene, handtellergroße Infektion breitete sich in ihrer unteren Leistengegend aus. Sie war fast komplett mit Eiter bedeckt und musste extrem schmerzhaft sein.

»Wenn du drauf bist, merkste die Schmerzen nicht so«, meinte Romina G. achselzuckend.

Einen echten Junkie kann so eine Infektion wohl nicht aus den Schuhen hauen.

»Ich werde Ihre Wunde jetzt reinigen und desinfizieren. Dann bekommen Sie eine Antibiotika-Infusion und bleiben die Nacht hier.«

»Die ganze Nacht?«, fragte Romina G. entsetzt.

»Und vielleicht noch ein paar Nächte mehr«, gab ich zur Antwort. »Mit solchen Infektionen ist nicht zu spaßen. Bis das Antibiotikum anschlägt, müssen Sie hierbleiben.«

Romina G. maulte ein wenig. Nachdem ich ihre Wunden versorgt hatte, ließ sie sich aber mit einer Antibiotika-Infusion aufs Zimmer bringen.

Fünf Stunden später, es war inzwischen circa vier Uhr morgens, rief mich meine besorgte Kollegin Schwester Susi an. Romina G. war spurlos aus ihrem Zimmer verschwunden, und Susi wollte wissen, ob sie wieder bei mir war.

»Nein«, antwortete ich. »Sie ist hier nicht mehr aufgetaucht. Vielleicht ist sie doch gegangen?«

»Aber ihre Sachen sind noch hier«, sagte Susi. »Und ihre Infusion muss sie eigentlich auch noch tragen, jedenfalls ist die hier nicht zu sehen. Sieht nicht so aus, als hätte sie das Krankenhaus verlassen. Meinst du ...?«

»... sie setzt sich gerade irgendwo einen Schuss?«, beendete ich ihren Satz.

Bei drogenabhängigen Patienten bestand grundsätzlich die Gefahr, dass sie Stoff ins Krankenhaus schmuggelten, den sie sich dann auf irgendeiner Besuchertoilette spritzten. Das galt es selbstverständlich zu verhindern. Zum einen musste die Gesundheit des Patienten geschützt werden, zum anderen war es für den Ruf eines Krankenhauses nicht gerade förderlich, wenn Heroinjunkies zugedröhnt unter den Waschbecken lagen.

Auch wenn Romina G. auf mich nicht den Eindruck einer echten Dauerkonsumentin machte, musste diese Möglichkeit ausgeschlossen werden.

Also ließ ich mich unter Seufzern breitschlagen, auf die Suche nach meiner Patientin zu gehen. Unser damaliger Nachtwächter Horst wollte mich unterstützen, allerdings stellte sich schnell heraus, dass er nicht wirklich eine Hilfe war. Im Gegenteil, der Mann schien eindeutig den falschen Beruf gewählt zu haben.

Wir begannen unsere Suche im Treppenhaus, das eine statt-liche Größe hatte und viele Winkel, Treppenabsätze und andere gute Verstecke bot. Horst nahm sich die oberen vier Etagen vor, ich die unteren.

Als ich mich bis zur dritten Etage hochgearbeitet hatte, kam mir Horst aufgeregt entgegen.

»Im achten Stock ist etwas!«, flüsterte er nervös.

»Warum flüsterst du so?«, fragte ich mit normaler Stimme.

»Pscht! Da oben ist jemand! Ich hab es genau gehört!«

Ich staunte über die fast ängstliche Aufgeregtheit, die Horst an den Tag legte.

»Na, dann wird das wohl Romina G. sein. Warum hast du sie nicht geholt?«

Horst sah mich an, als hätte ich ihm gerade vorgeschlagen, seine Mutter zu töten.

»Ich?!«, rief er und vergaß zu flüstern.

Ich verdrehte die Augen. »Mein Gott, sie ist eine drogen-abhängige Prostituierte und nicht der verdammte Charles Manson. Sie ist harmlos, glaub mir.«

Aber Horst schüttelte energisch den Kopf.

»Nee, nee, DIE ist nicht harmlos, garantiert nicht. Ich weiß nicht, was die da oben macht, aber es hört sich so an, als würde die 'ne Teufelsaustreibung durchführen oder so. Normal ist das jedenfalls nicht, so viel ist sicher!«

Natürlich nicht, dachte ich verständnislos. Was war schon normal daran, sich im Krankenhaus Drogen zu spritzen.

Ich konnte ja nicht ahnen, was sich wirklich im achten Stock abspielte, und so ging ich energisch an Horst vorbei und beschloss, die Sache selbst in die Hand zu nehmen. Im Abstand von zwei Metern folgte mir der Nachwächter, ganz alleine wollte er mich dann doch nicht lassen.

Ich muss zugeben, die Atmosphäre in der leer stehenden

Etage war wirklich etwas unheimlich. Die Lichter funktionierten nicht, es war stockdunkel dort oben. Nur der Mond brachte ein bisschen Helligkeit in den Flur, aber wie man sich denken kann, wurde die Stimmung dadurch nicht unbedingt weniger gruselig. Es hätte mich nicht einmal mehr überrascht, wenn plötzlich das Heulen von Wölfen erklungen wäre. Was natürlich nicht der Fall war.

Als ich die kaputte Tür zur ehemaligen Station öffnete, begriff ich, was Horst mit Teufelsaustreibung meinte. Undefinierbare Laute drangen aus dem hinteren Teil hervor. Es klang wie ein Jaulen oder Schnaufen, ein Stöhnen oder Schreien, und es kam definitiv nicht nur von einer Person.

Was ging da vor?

»Die wird doch nicht ...«, ich konnte den Satz nicht einmal zu Ende sprechen, so wenig konnte ich mir das Szenario vorstellen.

Aber meine Theorie wurde bestätigt. In unserem ehemaligen Schwesternzimmer.

Romina G. wollte keine Nacht auf ihre Einkünfte verzichten. Kurzerhand bestellte sie sich ihren Freier also ins Krankenhaus und bearbeitete ihn nun auf der kaputten Liege eines stillgelegten Krankenhaustrakts. Die Antibiotika-Infusion hatte sie immer noch im Arm.

»Ich hab voll aufgepasst!«, sagte Romina G., als sie von dem dickbäuchigen Mittfünfziger abstieg. »Wenn ich oben bin, kommt der kaum an meine Wunde ran, ehrlich, das ist kein Problem.«

»Doch, das ist ein Problem«, sagte ich und merkte, wie meine Stimme streng und tadelnd wurde. »Abgesehen von Ihrer hochinfektiösen Wunde wird hier so was nämlich nicht einfach gemacht, klar? Das ist ein Krankenhaus und kein Bordell!«

Romina G. schaute genervt, und der dicke Mann murmelte etwas von »Verständnis haben«, während er sich schnell die Hose hochzog.

»Nee, ich hab da nicht das geringste Verständnis«, schimpfte ich nun auch mit ihm. »Ich kann nur hoffen, dass Sie sich nicht angesteckt haben, und jetzt verschwinden Sie!«

Der Mann nickte nur und wollte schnell den Raum verlassen, aber Romina G. hielt ihn zurück.

»Was ist mit meinen dreißig Euro?«

»Aber ich war noch nicht fertig!«

»Dann gib mir wenigstens zwanzig!«

Seufzend steckte der Dicke ihr einen Schein zu und verschwand.

Während ich Romina G.s Verband kontrollierte und mich davon überzeugte, dass ihre Infusion noch richtig saß, fuhr ich mit meiner Standpauke fort.

»Sie sollten für eine Weile keinen Geschlechtsverkehr ausüben, okay? Das ist wirklich zu gefährlich. So eine Infektion muss ausheilen, das kann sonst eine Blutvergiftung geben, daran können Sie sterben! Sie müssen das für eine Weile lassen, verstanden?«

»Ja, alles klar, kein Problem«, sagte Romina G.

»Brauchen Sie Hilfe? Ich kann Ihnen den Kontakt zur Drogenhilfe ...«

»Nein, nein. Alles easy.«

Als ich mit ihr das alte Schwesternzimmer verlassen wollte, stieß sie beinahe mit Horst zusammen. Aufreizend sah sie ihn an.

»Hey, hallo Schätzchen, na, wie wäre es ...«

Mein Blick muss vernichtend gewesen sein, jedenfalls beendete Romina G. ihren Satz nicht, sondern fuhr unschuldig fort.

»Ich weiß, ich weiß, kein GV«, sagte sie. »Aber blasen ist doch kein Problem, oder?«

* * *

Sie werden vermutlich schon vor der Geschichte mit Romina G. geahnt haben, dass die Realität im Krankenhaus nicht besonders viel mit der Romantik einer Krankenhaus-TV-Serie zu tun hat. Aber bevor ich die nächste Episode aus der harten Wirklichkeit zum Besten gebe, möchte ich noch kurz zurück zur lieben Schwester Susi kommen und Ihnen beweisen, dass es sie manchmal eben doch gibt, die Krankenhausromantik.

Es war halb fünf in der Früh als Michael M. mit dem Taxi in die Notaufnahme fuhr. In dieser Nacht war nicht viel los, und meine Kollegin Susi kümmerte sich um den Mann. An seinem Unterarm prangte eine circa 15 Zentimeter lange Brandwunde. Zum Teil waren Brandblasen zu sehen, zum Teil auch nur das rohe Fleisch.

»Oje, das sieht ja nicht gut aus«, sagte Schwester Susi und lächelte Michael M. an.

Der 32-Jährige große, blonde Mann erwiderte ihr Lächeln.

»Tut auch höllisch weh«, sagte er und ließ meine Kollegin dabei nicht aus den Augen.

Susi strich sich über ihre langen schwarzen Haare, die sie zu einem Zopf zusammengebunden hatte.

»Wie ist das passiert?«, fragte sie und lächelte erneut.

Ich beobachtete das Ganze aus sicherer Entfernung und konnte mir ein Grinsen kaum verkneifen. Die flirteten doch! Das konnte ein Blinder auf hundert Metern Entfernung erkennen!

»Ach, 'ne ganz dumme Sache«, sagte Michael M. »Ich bin Konditor. Und als ich meine Kuchen in den Ofen schieben wollte, bin ich mit dem Unterarm an das heiße Blech gekommen. Total doof.«

»Kann doch jedem mal passieren.«

»Mir eigentlich nicht. Das war echt ungeschickt.«

»Ach was.«

Und wieder wurde gelächelt.

Schwester Susi desinfizierte seine Wunde, und nachdem der Doktor noch einen Blick darauf geworfen hatte, verband sie Michael M.s Arm.

»Tut es noch sehr weh?«

»Nein, ist schon viel besser.«

»Schön.«

Lächeln.

Susi ließ sich beim Verbinden ordentlich Zeit, aber irgendwann ist nun mal jeder Verband fertig.

»So. Jetzt können Sie nach Hause.«

Enttäuscht sah er sie an. »Ist nicht Ihr Ernst.«

»Doch, wirklich. Alles in Ordnung. Es sah schlimmer aus, als es war. Den Verband sollten Sie in zwei Tagen beim Hausarzt wechseln lassen.«

»Kann ich das nicht bei Ihnen machen?«

»Ich mache nur Nachtschichten.«

»Ich muss eh mitten in der Nacht aufstehen«, sagte Michael M. lächelnd.

Susi lächelte zurück, schüttelte aber den Kopf.

»Das gehört leider nicht zu den Aufgaben einer Notaufnahme. Tut mir leid.«

»Schade.«

»Ja.«

Michael M. bedankte sich für ihre aufopferungsvolle Hilfe

und ging schließlich schweren Herzens nach Hause. Er war kaum durch die Tür, da stand ich neben Susi.

»Was war das denn, hm?«, fragte ich neugierig.

»Wieso? Was denn?«, sagte Susi auffallend gleichgültig.

»Das war ein Eins-a-Flirt!«

»Quatsch!«

Susi wurde knallrot.

»Oh doch!«

»Ach, Blödsinn.«

Als wir am nächsten Abend zur Nachtschicht kamen, stand ein großes Tablett mit Kuchen in unserem Aufenthaltsraum. Nicht etwa Butterkuchen oder so etwas Einfaches, sondern viele kleine Petit Fours, die nicht nur köstlich aussahen, sondern auch so schmeckten. Sie waren sorgfältig um eine rote Rose drapiert, an der wiederum eine Karte hing.

»Wo kommt denn der Kuchen her?«, fragte ich.

»Den hat heute Nachmittag jemand für Susi abgegeben«, sagte ein Pfleger grinsend.

Sofort wurde meine Kollegin wieder knallrot.

»Würde mich gerne für die Erste Hilfe revanchieren«, las Susi vor. »Und dazu eine Telefonnummer.«

Sie kicherte verlegen.

Ich weiß nicht, ob es an unseren Sprüchen über den verliebten Zuckerbäcker lag oder einfach an Susi selbst, jedenfalls zierte sie sich wie eine Prinzessin auf der Erbse und rief Michael M. nicht an.

»Das ist doch alles Unsinn, der macht das bestimmt andauernd. In ein paar Tagen hat der mich garantiert schon wieder vergessen«, glaubte sie.

Was für ein Irrtum.

Zwei Tage später stand erneut ein Kuchentablett in unserem Aufenthaltsraum. Diesmal mit herzförmigen Petit Fours und der charmanten Drohung, wenn Susi ihn nicht anrufe, werde er die Kuchentabletts mitten in der Nacht persönlich im Krankenhaus abholen.

Susi rief trotzdem nicht an.

Und der verliebte Konditor lieferte weiterhin die köstlichsten Kuchen, die wir alle unter großen »Ahs« und »Ohs« auffutterten. Der ganze Spaß zog sich drei Wochen hin – in denen ich zwei Kilo zunahm, denn so viel Kuchen isst ja sonst kein Mensch während der Arbeit –, bis Susi ihn schließlich endlich anrief.

Zwei Stunden telefonierten die beiden und trafen sich noch am selben Tag auf einen Kaffee.

Das Ganze liegt jetzt sieben Jahre zurück, und die zwei sind noch immer glücklich verheiratet. Mit ihren beiden Kindern leben sie in einem hübschen Häuschen direkt neben der Konditorei, und bis heute bringt Susi ab und an köstlichen Kuchen zu ihrer Nachtschicht mit.

* * *

Meine Kollegin Susi sollte nicht die Einzige sein, die während der Nachtschicht ihr großes Glück fand. Bei Schwester Iris begann die Romantik allerdings wesentlich dramatischer.

Ein betrunkener Patient, der im Vollrausch gestürzt war und sich eine Platzwunde am Kopf zugezogen hatte, wollte sich partout nicht helfen lassen.

»Hau ab, du S***«, sagte er zu Iris, als sie seine Wunde reinigen wollte.

Iris, eine große und sportliche Frau mit feuerrotem Lockenkopf, überhörte die Bemerkung lässig.

»Ihre Platzwunde muss geklammert werden«, sagte sie freundlich. »Dafür muss ich sie aber erst sauber machen.«

»VER*** DICH!«

Aggressiv stieß sie der Mann zur Seite. Iris jedoch ist hart im Nehmen und lässt sich so schnell nicht aus der Fassung bringen.

»Jetzt mal ganz ruhig«, sagte sie sachte. »Je eher ich Ihre Wunde versorgen kann, desto schneller können Sie wieder nach Hause.«

Einen Moment lang saß der Mann ganz still auf der Behandlungsliege. Iris näherte sich ihm mit Tupfer und Desinfektionsmittel, aber als sie gerade anfangen wollte, ihm das Blut von der Stirn zu wischen, flippte der Mann völlig aus.

»Ich habe gesagt, du sollst dich VER***!«, brüllte er und stieß sie so grob von sich weg, dass Iris zu Boden stürzte. Dann sprang er schreiend von der Liege und begann, das Behandlungszimmer zu verwüsten. Er schmiss alles um, was nicht niet- und nagelfest war und gab dabei die übelsten Hasstiraden von sich.

Als ich den Lärm vernahm, rief ich sofort die Polizei. Iris hatte sich hinter einem Paravent verschanzt und hielt sich schützend eine Hand vors Gesicht, um die heranfliegenden Brechschalen und Seifenspender abwehren zu können.

Zwei Pfleger eilten ihr zu Hilfe und versuchten, den randalierenden Mann festzuhalten – was kein leichtes Unterfangen war. Er wehrte sich nach Leibeskräften, und meine Kollegen bekamen nicht nur einen Schlag ab.

Endlich tauchte die Polizei auf und nahm den Rowdy in Gewahrsam. Tom R., der jüngere der beiden Beamten, befragte Iris, während der andere den Übeltäter abführte.

»Alles okay mit Ihnen?«, fragte er und schaute Iris mit seinen schönen braunen Augen lange an. Wäre dies ein Film gewesen, hätte in diesem Moment die Geigenmusik eingesetzt. Es war nicht zu übersehen, dass der braunhaarige, durchtrainierte junge Polizist wie vom Blitz getroffen war. Iris schien es auch nicht anders zu ergehen. Sie strich sich eine rote Haarsträhne aus dem Gesicht und lächelte.

»Ja, ja. Geht schon wieder. Mir ist nichts passiert.«

Tom R. befragte Iris kurz zum Tathergang und dann wesentlich ausführlicher zu ihrem Dienstplan.

»Haben Sie immer Nachtschichten?«

Iris schüttelte den Kopf und zeigte auf den Plan, der hinter ihr an der Wand hing.

»Nein, ich wechsel die Schichten immer. Diese Woche Nacht, nächste Woche Früh, danach Spät und dann wieder Nacht«, sagte sie.

Tom R. machte sich ein paar Notizen, und ich fragte mich insgeheim, wozu er das wohl alles wissen wollte.

»Dann brauche ich noch Ihre Personalien«, meinte er und grinste.

Iris lachte auf. »Wozu das denn?«

»Wenigstens Ihre Telefonnummer?«

Iris schüttelte sich vor Lachen. So leicht ließ sich jemand wie sie nicht um den Finger wickeln.

»Nein«, sagte sie, als sie wieder Luft bekam. »Kriegen Sie nicht. Ist für diesen Vorgang nämlich gar nicht nötig.«

»Menno.« Tom grinste erneut, und Iris musste wieder lachen.

»Warum hast du ihm nicht deine Telefonnummer gegeben?«, wollte ich wissen, als die Polizisten weg waren. »Der war doch total süß!«

»Stimmt. Aber so einfach werd ich es ihm nicht machen. Soll er sich ruhig ein bisschen Mühe geben, wenn er mich wiedersehen will.«

Und das tat er auch.

Tom R. hatte sich den Dienstplan von Schwester Iris nämlich gut gemerkt und seinen Dienst durch Tauschen und Überstunden entsprechend abgeglichen. Und so stand er schon am nächsten Tag tatsächlich wieder auf der Matte.

»Ich wollte nur mal nachhören, ob Sie den Schreck von gestern gut überwunden haben«, sagte er und lächelte Iris dabei breit an.

Die nächsten Wochen kam er regelmäßig passend zu Iris' Dienst im Krankenhaus vorbei. Zunächst behauptete er noch, sich um ihre Sicherheit zu sorgen, dann hatte er irgendwann zufällig in der Nähe zu tun und lud sie auf einen Kaffee ein.

Ein Jahr später standen wir Kollegen schon wieder vor dem Standesamt und warfen Konfetti in die Luft, als Schwester Iris ihren Polizisten nämlich zum Ehemann machte.

* * *

Auch Achim P. wollte in Sachen Liebe besonderen Einsatz zeigen – im Gegensatz zum verliebten Polizisten allerdings in Sachen körperlicher Liebe.

Als er zu uns in die Notaufnahme kam, ahnte ich noch lange nicht, dass ich es hier mit einem der skurrilsten Fälle meiner Laufbahn zu tun haben würde.

Verstehen Sie mich nicht falsch, wie alle anderen medizinischen Probleme auch, nahm ich natürlich das von Achim P. sehr ernst. Jedoch im Verlauf der Behandlung gab es Momente, die eine gewisse Situationskomik in sich bargen.

Dem 42-jährigen Mann war es sichtbar peinlich, zu uns zu kommen. Er habe ein Problem, stotterte er und bat darum, einen Arzt sprechen zu dürfen.

»Es ist ein urologisches Problem ...«, gab Achim P. auf mein Nachfragen hin an.

»Wir haben viele Patienten mit urologischen Problemen«,

meinte ich beruhigend. »Können Sie es etwas konkretisieren? Dann sage ich dem Arzt Bescheid.«

Achim P. sah sich unsicher um. Der Eingangsbereich einer Notaufnahme war nicht gerade der ruhigste Ort der Welt. Wenn man intime Probleme ungern in Anwesenheit von anderen Schwestern, Pflegern, Patienten und Rettungssanitätern erläutern möchte, dann hatte man es schwer.

»Können wir irgendwo ungestört ...?«

Ich nickte und brachte ihn in den Behandlungsraum.

»Nun aber raus mit der Sprache«, meinte ich aufmunternd.

»Es ist mir ein bisschen peinlich ...«, Achim P. räusperte sich nervös. »Wissen Sie, was ein Penisring ist?«

Ich nickte freundlich und hielt Achim P. für einen dieser sexuell aktiven, aber leider viel zu experimentierfreudigen Menschen, die ab und an bei uns in der Notaufnahme landeten.

Ich hatte keinen Schimmer, wie experimentierfreudig er tatsächlich war.

»Penisring, ja, kenn ich«, sagte ich nur. »Wo ist das Problem?«

»Ja, also, das Problem ist, äh, ich habe mir so einen Ring selbst gebastelt ... und ... tja ... jetzt kriege ich ihn nicht mehr ab.«

Räusper.

»Alles klar«, sagte ich und griff zum Hörer, um Dr. Uwe M. Bescheid zu sagen.

»Gott, schon wieder!«, stöhnte der durchs Telefon. »So einen hatte ich gestern schon. Die Dinger haben doch eine Sollbruchstelle, wo man sie kaputtmachen kann, wenn sie nicht mehr runtergehen.«

»Dieser wohl nicht«, erklärte ich ihm. »Der Patient hat ihn selbst gebastelt.«

Dr. M. seufzte. »Okay. Leg ihn hin, nimm ihm Blut ab, er soll sich schon mal frei machen, ich komme gleich. Mann, Mann, warum können die Leute eigentlich nicht einfach ganz normal ...?«

Ich versuchte, mir ein Lachen zu verkneifen und legte auf. Doch als sich Achim P. unten herum entblößte, verging mir das Lachen ohne Probleme.

So etwas hatte ich in meinem Leben noch nicht gesehen.

Um seinen Penisschaft klemmte ein circa vier Zentimeter breiter Metallring, der den Blutabfluss aus dem Schwellkörper des Penis' offensichtlich zu einem großen Teil unterbunden hatte. Das bewirkte einerseits, dass Achim P. nach wie vor eine beeindruckende Erektion vorwies, andererseits diese aber die Form einer großen, dunklen, lilafarbenen Aubergine angenommen hatte, die förmlich über den selbst gebastelten Penisring quoll.

»Da ist wohl was schiefgelaufen ...«, sagte ich.

»Ja«, stöhnte Achim P. »Sehe ich genauso.«

»Wie lange haben Sie den schon um?«

»Tja, also, ich hatte gehofft, dass es von alleine weggeht ... Ich hab es mit kaltem Wasser und Eis versucht, hab mir sogar Eisumschläge gemacht ... aber es hat alles nicht funktioniert. Seit ein paar Stunden ist das jetzt so ...«

In dem Moment betrat Dr. M. den Raum.

»Heilige Sch***«, entfuhr es ihm. So etwas hatte selbst er noch nicht gesehen.

Es stellte sich heraus, dass Achim P. ein gewöhnliches Metallrohr zersägt und ein Stück für seine Zwecke herausgeschnitten hatte. Er rundete die Enden ordentlich ab, damit die scharfen Kanten nicht sein gutes Stück zerschnitten, dann zog er sich das Metallrohr über und hatte damit Verkehr.

Eigentlich sollte ein Penisring nur für ein längeres Stehvermögen sorgen – in diesem Fall sorgte er für einen Dauerständer, der immer größer und immer dicker wurde. Wenn die Durchblutung nicht schleunigst wiederhergestellt wurde, würde der Penis absterben.

Was Achim P. auf jeden Fall verhindern wollte.

»Das wird schwierig«, sagte Dr. M. »So einfach kriegen wir den nicht ab. Wir brauchen eine Metallsäge.«

»Wie bitte?«, entfuhr es Achim P. entsetzt. »Das kann doch nicht Ihr Ernst sein!«

»Doch. Alternativ können wir operieren. Dafür müsste der Kollege Ihren Penis aufschneiden und die Schwellkörper entlasten. Aber ob er danach jemals wieder voll funktionsfähig sein wird, kann ich Ihnen nicht zu 100 Prozent versprechen.«

»Okay. Dann die Säge«, stotterte Achim P. und wurde kreidebleich.

Da es Sonntag war, musste ich den Werkstattnotdienst des Krankenhauses anrufen. Nachdem ich dem dort zuständigen Handwerker unser Anliegen erklärt und er sich von seinem Lachanfall erholt hatte, wurde er sauer.

»Und wegen so einem Sch*** muss ich an meinem freien Tag ins Krankenhaus kommen?!«, schimpfte er.

»Tut mir leid«, sagte ich. »Aber wenn Sie nicht kommen, muss womöglich amputiert werden, und ...«

»Schon gut, schon gut«, unterbrach er mich übellaunig. »Ich bin schon unterwegs.«

Die Vorstellung einer Penisamputation schien ein gewisses Solidaritätsgefühl in ihm auszulösen, und wenig später brachte er uns grummelig eine Metallsäge in die Notaufnahme.

»Bevor wir anfangen, machen Sie bitte ein Foto«, sagte Dr. M. zu mir und fügte mit Blick auf den schockierten Patienten hinzu: »Nicht für mich. Für die Krankenakte. Das müssen wir dokumentieren.«

Also schoss ich ein Foto von der Aubergine, die mal ein Penis gewesen war. Dann bemühten wir uns, mit Verbandszeug und Tupfer so viel von Achim P.s Geschlechtsteil abzudecken, wie nur irgend möglich. Falls wir mit der Säge abrutschen sollten, wollten wir sein Fleisch möglichst gut geschützt wissen.

Achim P. bekam eine Infusion mit Schmerzmitteln, wodurch sich seine Stimmung deutlich besserte.

Dann setzte der Doktor die Säge an.

Wer glaubt, dass Achim P. nach wenigen Minuten von seiner Qual erlöst war, der irrt. Und zwar gewaltig.

Mehrere Stunden lang wurde der selbst gebaute Penisring mit der Metallsäge bearbeitet. Immerhin mussten wir an zwei Stellen sägen, um das Ding abzubekommen, und länger als eine Viertelstunde am Stück konnten wir nicht sägen. Zum einen brauchte Achim P. danach stets eine Pause, zum anderen konnte niemand von uns länger konzentriert und ohne in Lachen auszubrechen mit der Säge da unten herumfuhrwerken.

Also wechselten wir uns ab. Schwestern, Pfleger und Ärzte aus verschiedenen Schichten und Abteilungen kamen und sägten immer mal wieder für ein Viertelstündchen daran rum. Achim P. hatte inzwischen seinen Galgenhumor ausgepackt, und freute sich beinahe, wenn wieder ein neuer Kollege den Kopf durch die Tür steckte und eine Runde sägen wollte. Die Angst, seinen Penis für immer zu verlieren war definitiv größer als die Furcht, sich vor einem Haufen wildfremder Leute zum Gespött zu machen.

Irgendwann war es geschafft, und das Ding war ab – einer der wenigen Momente, die für spontanen Applaus in der Notaufnahme sorgten.

* * *

Das Thema Sex spiegelt sich in einer Notaufnahme jedoch nicht nur in den Verletzungen der Patienten wider. Manchmal liegt Sex auch einfach in der Luft, ohne dass Penisringe oder andere Werkzeuge im Spiel sind.

Vielleicht können Sie es sich nicht vorstellen, aber ein Krankenhaus übt auf viele Leute einen gewissen Reiz aus. Zumindest konnte ich das in all den Jahren beobachten. Vielleicht liegt es an den zahlreichen Arztserien, die ständig im Fernsehen laufen, jedenfalls geht die Fantasie mit einigen Leuten durch beim Anblick einer hübschen Schwester oder einem ansehnlichen Doktor im weißen Kittel. Die unvermeidliche Nähe, die eine Untersuchung mit sich bringt, scheint dann bei solchen Patienten einen Flirtreflex auszulösen – natürlich nur, wenn sie nicht allzu schwer verletzt oder krank sind.

Einem unserer Ärzte passiert so etwas häufiger. Dem gut aussehenden Dr. Claas H., wem sonst? Ein großer Mann von schätzungsweise mindestens einem Meter neunzig, mit dunklem vollem Haar und strahlend blauen Augen. Dazu eine sportliche Figur und kein Gramm Fett am Körper.

Ja, ein gut aussehender Mann. Aber noch lange kein Grund, sich in seiner Gegenwart wie die Hauptdarstellerin in einem Pornofilm zu benehmen, wenn Sie mir diese Bemerkung erlauben.

Denn genau das tat Irina K., als sie zu uns in die Notaufnahme kam. Sie hatte einen Fahrradunfall und war von einem Auto angefahren worden. Mit ihren High Heels war sie in den Pedalen stecken geblieben und vor einen Wagen gestürzt, woraufhin man sie mit Verdacht auf eine Knöchelfraktur ins Krankenhaus brachte.

Die 27-Jährige Irina weinte ohne Unterbrechung, als sie aus dem Rettungswagen in die Notaufnahme getragen wurde. Die kurvige Blondine ließ sich kaum beruhigen.

»Mein Fuß tut so weh, er tut so weh!«

Sie schaffte es nur mit Mühe, meine Fragen nach ihren Personalien und dem Unfallhergang zu beantworten und weinte und schluchzte in einer Tour. Ich versuchte alles, um sie zu beruhigen, doch sie war untröstlich.

Das änderte sich schlagartig, als Dr. H. in den Behandlungsraum trat. Zuerst dachte ich, die junge Frau wollte uns veräppeln, aber dann wurde mir klar, dass sie das völlig ernst meinte.

»Oh, hallo, sind Sie der Doktor?«, fragte sie mit überraschend samtig-tiefer Stimme. Ihr heulender Tonfall war wie weggeblasen. Mit ihren perfekt manikürten Fingern strich sie sich immer wieder durch ihre lange blonde Mähne und warf die Haare von der einen Seite auf die andere.

Entweder war Dr. H. solche Reaktionen auf sein Erscheinungsbild gewohnt oder er schaffte es gekonnt, sein Erstaunen zu überspielen.

»Ja. Dr. H. ist mein Name, Sie hatten einen Unfall?«

»Ja ...«

Wieder flogen die Haare von der einen Seite zur anderen.

»Was ist passiert, und wo haben Sie die Schmerzen?«, fragte Dr. H. völlig unbeeindruckt.

Irina K. setzte sich auf, und zu meinem allergrößten Erstaunen knöpfte sie sich lächelnd ihre Bluse auf.

»Ich bin angefahren worden«, sagte sie und zauberte einen perfekten Dackelblick hervor. »Beim Sturz von meinem Rad bin ich hier auf mein Schlüsselbein gefallen ... schauen Sie? Genau hier ...«

Irina K. entblößte ihre in einem schwarzen Spitzen-BH verpackten Brüste und strich mit ihren rot lackierten Fingernägeln über ihr gepflegtes Dekolleté. Ihr Mund war halb geöffnet, und während sie mit den Fingern über ihren Ausschnitt fuhr, stöhnte sie immer wieder leise, womit sie Dr. H. vermutlich signalisieren wollte, dass sie Schmerzen hatte.

Auch wenn ich kein Porno-Kenner bin, war ich mir sicher, dass genauso die Anfangsszene eines Hardcorestreifens aussehen könnte.

Angesichts einer derart dreisten Anmache fiel mir fast die Kinnlade herunter, und ich staunte, dass Dr. H. nicht eine Sekunde lang auf diese Versuchung einging.

»Ich dachte, Ihr Fuß ...?«

Sie ließ mich nicht aussprechen.

»Ja, der Fuß auch. Aber das Schlüsselbein ist noch viel schlimmer!«

Vorsichtig tastete Dr. H. das Dekolleté von Irina K. ab, die ihn dabei die ganze Zeit anlächelte.

»Nein, nichts gebrochen. Tragen Sie Silikonimplantate?«

Das Lächeln aus Irina K.s Gesicht verschwand schlagartig.

»Was? Nein! Wie kommen Sie denn darauf?«

»Sie könnten bei einem Sturz reißen, ohne dass Sie es bemerkt haben müssten. Und dann könnte es gefährlich werden.«

»Nein! Bei mir ist alles echt! Finden Sie etwa, dass meine Brüste künstlich aussehen?«, fragte Irina K. und machte dabei ein bestürztes Gesicht.

Dr. H. zuckte mit den Achseln.

»Für mich ist unwichtig, ob sie echt oder künstlich aussehen, für mich ist nur entscheidend, ob sie echt oder künstlich sind. Bei welchem Fuß haben Sie Schmerzen?«, erkundigte er sich, ohne weiter auf die Brüste der Patientin einzugehen.

Mit pikierter Miene machte Irina K. ihre Bluse wieder zu.

»Rechts.« Ihre Stimme klang nun gar nicht mehr samtig.

Der Doktor sah sich den Fuß an. »Okay. Den müssen wir

röntgen. Ihren Oberkörper am besten auch gleich, damit wir einen Haarriss im Schlüsselbein ausschließen können.«

»Röntgen <u>Sie</u> mich?«, fragte Irina K., und für einen Moment setzte sie wieder ihren Flirtblick auf.

»Nein. Schwester Anna wird sich um Sie kümmern und Sie zum Röntgen bringen.«

Mit diesen Worten verabschiedete sich Dr. H. und ging zurück zu einem Blinddarm in die Fünf.

Irina K. war die Enttäuschung ins Gesicht geschrieben. Und die Wut. Man sah ihr deutlich an, dass sie eine solche Behandlung nicht gewohnt war.

Als ich sie kurz darauf zum Röntgen begleitete, verlagerten sich ihre Beschwerden in kürzester Zeit wieder vom Oberkörper nach ganz unten.

»Es reicht, wenn Sie meinen Fuß röntgen«, sagte sie schlecht gelaunt.

»Sind die Schmerzen in der Brust denn weg?«

»Ja. Ich glaube, mein BH war einfach zu eng.«

Ich nickte nur verständnisvoll, konnte mir ein Grinsen jedoch nicht verkneifen.

* * *

Nun sind es aber nicht nur die Patienten, die im Krankenhaus gerne mal flirten. Oder haben Sie etwa gedacht, dass heiße Flirts zwischen Ärzten und Krankenschwestern nur ein Klischee sind? Weit gefehlt! Sie wissen doch: Allen Klischees liegt ein gewisses Maß an Wahrheit zugrunde. Ganz wie in anderen Berufen auch, gibt es bei uns des Öfteren ein Techtelmechtel im Kollegenkreis.

Allerdings gehen die Schäkereien nicht immer so aus, wie es sich die Beteiligten vielleicht wünschen.

»Hallöchen!«, flötete Krankenschwester Petra mit strahlendem Lächeln, als sie an diesem verregneten Dezembermorgen zur Arbeit kam.

Petra zählte zu den Kollegen, die noch nicht lange dabei waren. Sie war Anfang zwanzig und hatte wunderschöne kastanienbraune Haare. Keine Frage, sie war attraktiv – aber irgendwie sah sie heute anders aus als sonst.

»Was ist mit deinem Busen passiert?«, wollte ich nach einer Weile staunend wissen. Der klebte ihr nämlich so gut wie unterm Kinn und schien über Nacht von Körbchengröße B auf D angeschwollen zu sein.

»Der neue Fantastic-Mega-Bra«, raunte sie mir fröhlich zu. »Mit Silikoneinlagen. Einfach super, sage ich dir.«

Die obersten Knöpfe ihres Schwesternkittels standen offen und gaben einen fabelhaften Blick auf ihr nun üppiges Dekolleté frei. Und als sie sich umdrehte, war ich mir fast sicher, dass sie außerdem kein Höschen trug. Petra sah nun nicht mehr aus wie eine Krankenschwester aus der Notaufnahme, sondern kam einer Krankenschwester aus einem Billig-Porno verdächtig nahe.

Aber wozu das Ganze? Glaubte sie ernsthaft, dass es hilfreich war, wie eine Sexfantasie herumzulaufen, während um sie herum geblutet, geschrien und gestorben wurde?

Die Antwort bekam ich zwei Minuten später.

»Morgen.«

Die tiefe Stimme von Dr. W. klang etwas genervt. Schlecht gelaunt kam er in den Behandlungsraum. Schwester Petra war sofort bei ihm

»Guten Morgen. Soll ich dir einen Kaffee holen?«, sagte sie mit überraschend weicher und lasziver Stimme.

»Nein danke. Bitte kümmern *Sie* sich um die Patientin in der Zwei«, bekam Petra zur Antwort.

Meine Kollegin versuchte, sich keinerlei Enttäuschung anmerken zu lassen, doch man sah ihr deutlich an, wie verletzt sie von der Abfuhr war.

Auf der Weihnachtsfeier vor zwei Tagen sah die Lage noch ganz anders aus.

Meine attraktive Kollegin hatte sich für die Feier ordentlich aufgebrezelt, trug einen engen Rock und eine weit ausgeschnittene Bluse (zu dem Zeitpunkt allerdings noch ohne ihren Bomben-Bra, weshalb der Porno-Effekt nicht ganz so groß war). Zum Essen hatte sie sich zielsicher neben Dr. W. gesetzt und sich ausschließlich mit ihm unterhalten.

Wie auf Weihnachtsfeiern üblich, wurde auch auf unserer ordentlich gebechert. Schon beim Hauptgericht hatten Petra und Dr. W. merklich einen sitzen – und flirteten als gäbe es kein morgen: Petra ließ ihn von ihrem Essen probieren und zog im letzten Moment kichernd die Gabel zurück; Dr. W. legte seinen Arm betont zufällig auf Petras Stuhllehne; Petra wischte gackernd einen Soßenfleck von Dr. W.s Kinn, und nach dem Dessert und mehreren Grappas tranken die beiden schließlich Brüderschaft. Als später am Abend im Nebenraum getanzt wurde, hingen die beiden aneinander wie zwei Kletten, und als ich mir gegen ein Uhr ein Taxi bestellte, sah ich sie knutschend vor den Waschräumen stehen, bevor sie kurz darauf in der Behindertentoilette verschwanden.

So weit so gut, könnte man denken. So ist es nun mal auf Weihnachtsfeiern, da wird doch immer viel zu viel getrunken, und irgendwer knutscht garantiert im Kollegenkreis herum. Das international anerkannte, unausgesprochene Gesetz besagt in solchen Fällen: Am nächsten Tag ist alles vergessen, und keiner spricht mehr darüber. Zumindest wenn alle Beteiligten sich einig sind.

Leider waren sich in diesem Fall die Beteiligten aber nicht einig.

Denn da war zum einen meine Kollegin Petra. Anfang zwanzig, gut aussehend, Single und auf der Suche nach einem passenden Mann, sprich: einem Arzt. Ja, auch das werden Sie für ein Klischee halten, doch so ist es wirklich. Ärzte stehen im Beuteschema vieler Krankenschwestern immer noch ganz weit oben auf der Liste.

Zum anderen war da Dr. W, Ende dreißig, ebenfalls recht attraktiv, aber leider verheiratet und das mit einer Frau, die gerade das zweite Kind von ihm erwartete. Sprich: Dr. W. war alles andere als auf der Suche nach einer passenden Frau, und das schlechte Gewissen angesichts seines alkoholisierten Fauxpas konnte man ihm deutlich ansehen.

Ich konnte es wenigstens. Petra hingegen schien es geflissentlich zu übersehen.

»Wir haben doch Brüderschaft getrunken, erinnerst du dich nicht mehr?«, flüsterte sie ihm verführerisch zu.

Dr. W. studierte übertrieben genau eine Patientenakte, und ich war mir sicher, wenn sich der Boden aufgetan hätte, wäre der sich überdeutlich schämende Angebetete dankbar darin versunken.

»Nein. Und ich möchte Sie auch bitten, es beim »Sie« zu belassen«, murmelte er, ohne Petra dabei anzusehen.

Vermutlich dachte Dr. W., dass die Sache damit geklärt war. Eine massive Fehleinschätzung, denn Petra ließ nicht locker. In den nächsten Tagen kam es einem so vor, als wäre sie auf der Jagd: Sie sorgte dafür, dass sie stets im gleichen Behandlungsraum war wie er, ließ keine Gelegenheit aus, seinen Arm zu streifen oder seine Schulter zu berühren, und schaute ihn nur noch mit weit aufgeschlagenen Augen und von unten an – ich habe nie verstanden, warum Frauen glauben, mit diesem Hundeblick etwas erreichen zu können. Aber auch Petra schien fest davon überzeugt zu sein. Außerdem kam sie selbstverständlich weiterhin mit ihrem Mega-Bra zur Arbeit und war (für ein Playboy-Häschen) immer absolut perfekt gestylt.

Für Dr. W. wurde das Ganze zum Spießrutenlauf. Er versuchte, kurzfristig seine Dienstpläne zu ändern, was unmöglich war, bat immer häufiger mich statt Schwester Petra, ihm zu assistieren und schickte die entflammte junge Frau bei jeder Gelegenheit ins Archiv oder sonst wohin, wo er ihr nicht begegnen musste. Eines Tages versteckte er sich sogar hinter einem Paravent, als Petra das Behandlungszimmer betrat.

Für meinen Geschmack ging das zu weit.

Meine Kollegin, die eigentlich eine kompetente Schwester war, lief wie eine rollige Hündin durch die Gegend, was nicht nur nervte, sondern in dem hektischen Betrieb einer Notaufnahme zudem nicht gerade hilfreich war. Außerdem zeigte sie sich vollkommen uneinsichtig.

»Du weißt schon, dass er verheiratet ist und bald zwei Kinder hat?«, gab ich ihr zu bedenken.

»Na und?«, winkte Petra ab. »Ich habe kein Problem damit, der Scheidungsgrund zu sein.«

»Seine Frau ist kurz vor der Niederkunft!«

Petra zuckte mit den Achseln.

»Das Leben ist kein Ponyhof«, sagte sie und schminkte sich die Lippen nach.

Na, das konnte ja heiter werden.

»Sie müssen mit Schwester Petra sprechen«, sagte ich daher bei nächster Gelegenheit zu Dr. W.

»Warum?«, fragte er scheinbar ahnungslos.

»Sie wissen ganz genau, warum«, antwortete ich ihm nur. Ich hatte diese Kinderspiele satt.

»Ich habe keine Ahnung, was Sie meinen, Schwester«, sagte Dr. W., der offensichtlich lieber Verstecken spielte, als Klartext zu reden. Typisch Mann, dachte ich mir.

Zum Glück nahte die Lösung des Problems wenige Tage später in Form seiner hochschwangeren Ehefrau. Bei der hatten nämlich überraschend früh die Wehen eingesetzt, mitten auf der Straße war sie zusammengebrochen und kam nun mit Blaulicht zu uns in die Klinik. Es folgten ziemlich dramatische Stunden, in denen zwischenzeitlich die Herztöne des Babys nicht mehr zu hören waren und es Mutter und Kind alles andere als gut ging.

Doch dann kam der Moment, der die Mutter vom Wehenschmerz, das Baby vom Mutterleib und mich von der liebestollen Kollegin befreite: Das Kind war geboren.

Dr. W. saß auf dem Bett seiner Frau, die das gesunde Neugeborene endlich im Arm halten konnte, während ihr Mann mit Tränen in den Augen seinen dreijährigen Sohn auf dem Schoß hatte und alle gemeinsam den neuen Familienzuwachs glücklich betrachteten.

Es war ein Bild perfekter Harmonie.

Als Schwester Petra die Szene zufällig beobachtete, schien ihr schlagartig klar zu werden, dass sie niemals ein Scheidungsgrund werden würde. Jedenfalls nicht bei Dr. W. Miesepetrig knöpfte sie die obersten Knöpfe ihres Kittels zu – um sie fünf Minuten später wieder fröhlich aufzumachen, als ein neuer, unglaublich durchtrainierter Rettungssanitäter den nächsten Patienten brachte ...

* * *

Ja, ja, die Liebe ... Sie ist ein stark verbindendes Element. Nicht nur bei Dr. W. und seiner Familie, auch bei Roger und

Karim, die zu den sympathischsten Patienten zählen, die ich je hatte.

Die beiden jungen Männer waren Anfang zwanzig, zwei sehr gepflegte, hübsche Jungs, die total verliebt ineinander waren. Händchenhaltend standen sie vor mir.

»Hallo, Schwester«, sagte Karim zu mir und lächelte schüchtern. »Ich will nicht lange um den heißen Brei herumreden, wir haben ein Problem.«

»Ich habe ein Problem«, unterbrach ihn Roger.

»Nein.« Karim schüttelte den Kopf. »Es ist unser Problem. Wir haben das zusammen gemacht, also baden wir das auch zusammen aus.«

Roger lächelte seinen Freund dankbar an.

»Um was geht es denn?«, fragte ich. »Wollen Sie sich setzen?«

»Um Himmels willen!«, entfuhr es Roger.

»Auf gar keinen Fall!«, fügte Karim energisch hinzu.

Irritiert sah ich die beiden an. »Was ist denn passiert?«

»Wir … nun ja … ach, was soll ich lügen. Wir haben ein bisschen herumexperimentiert und heute einen Gemüsetag gemacht …«, begann Karim.

»Gurken-Tag, um genau zu sein …« Roger grinste vielsagend, und ich ahnte schon, was jetzt kommen würde. Bereits nach wenigen Jahren in der Notaufnahme weiß unsereins, dass Gurken nicht nur zum Salatmachen verwendet werden.

»Ja, Gurken … ich wollte Roger damit verwöhnen, und leider ist die blöde Gurke dabei zu tief reingerutscht …«

»… und jetzt ist sie weg.« Roger räusperte sich. »Ist mir ganz schön peinlich …«

Ich nickte. »Kann ich mir vorstellen. Wie lange ist die Gurke schon da, wo sie jetzt ist?«

»Erst seit ein paar Stunden. Wir haben versucht, sie selbst

rauszukriegen, aber als klar war, dass das nicht klappt, sind wir direkt zu Ihnen gekommen«, sagte Karim. »Wir wollten ja schließlich nicht noch mehr Schaden anrichten.«

»Sehr vernünftig. Dann kommt mal mit, ihr zwei.«

Ich nahm die beiden mit in den proktologischen Behandlungsraum und wies Roger an, sich unten herum frei zu machen und schon mal auf dem Proktologenstuhl Platz zu nehmen, während ich Dr. Claas H. holte.

»Gemüsetag ...«, sagte er nur. »Wenn ich jemandem erzählte, wie viele Gurken ich schon aus dem Allerwertesten anderer Leute gezogen habe, dann würde mir das doch kein Mensch glauben!«

»Ich kann es bezeugen!«, sagte ich, und der Arzt grinste schief. Demonstrativ strich er seine dunklen Haare aus dem Gesicht, , als wollte er sie aus der Gefahrenzone raushalten.

»Na, dann los«, sagte er und machte sich in seiner gewohnt energischen Art auf den Weg.

Als wir in den Behandlungsraum zurückkehrten, hielten Karim und Roger Händchen, und Karim versuchte, seinen Freund zu beruhigen.

»Das geht bestimmt ganz schnell«, sagte er.

»Ich hoffe!«, entgegnete Dr. H. »Kann nämlich auch eine etwas schwierigere Sache sein. Wenn der Schließmuskel einmal zu ist, ist er zu. Ich hoffe, wir müssen nicht operieren!«

Die beiden jungen Männer machten ein entsetztes Gesicht.

»Oh nein! Das wäre ja schrecklich!«

»Und wir Idioten benutzen extra ein Kondom, damit die Gurke besser flutscht – wie doof!«

Tränen liefen über Rogers Gesicht, und auch Karim war völlig aufgelöst. Verzweifelt strich er seinem Freund über den Kopf.

»Ich bleibe für immer bei dir, Hase«, sagte er mit zittriger Stimme. »Egal, was passiert ...«

»Jetzt mal ganz ruhig«, sagte Dr. H. »Sie haben also ein Kondom benutzt?«

»Ja«, schluchzte Karim. »Das ist jetzt natürlich auch weg ...«

Dr. H.s Miene hellte sich auf.

»Ah! Sehr gut! Dann sieht die Sache schon besser aus! Dann haben wir eine Chance, das Kondom mit einer Pinzette zu fassen und auch den Rest gut rauszukriegen!«

Dr. H. setzte sich zwischen Rogers Beine.

»Haben Sie das schon mal gemacht?«, fragte Karim besorgt.

Dr. H. verdrehte erneut die Augen, was außer mir glücklicherweise keiner sah.

»Junger Mann«, sagte er dann. »Sie glauben gar nicht, wie oft ich das schon gemacht habe ...«

Dann begann er, Rogers Schließmuskel zu spreizen und mit einer Pinzette im Enddarm des jungen Mannes herumzusuchen. Eine unangenehme Prozedur, die wir ihm leider nicht ersparen konnten. Karim hielt die ganze Zeit seine Hand und strich seinem Freund immer wieder beruhigend über den Kopf.

»Du machst das ganz toll«, sagte er leise. »Gleich hast du es geschafft, mein Schatz.«

Irgendwie erinnerte mich das Ganze an eine Szene aus dem Kreißsaal.

Nach einer Viertelstunde wurde Dr. H. endlich fündig.

»Ich hab was! Ich hab was!«

Vorsichtig zog er mit der Pinzette das Kondom in die Länge, bis er ein Stück davon mit seinen Fingern zu fassen bekam.

»So, das war die halbe Miete. Jetzt der Rest.«

Langsam zog er nun an dem Kondom – immer darauf bedacht, dass es auf keinen Fall riss.

»Auuu!« Für Roger war das alles mehr als unangenehm.

»Ja, rein geht besser als raus ...«, ächzte Dr. H., der nun

langsam die Gurke ans Tageslicht befördern konnte. Endlich war sie draußen.

»So, das war's. Ist noch nicht mal was eingerissen, alles glatt raus.«

Die beiden jungen Männer waren erleichtert.

»Und was lernen wir daraus?«, fragte der Doktor tadelnd.

Roger und Karim schauten peinlich berührt zu Boden.

»Benutzen Sie das nächste Mal Ihre Körperteile! Nie wieder kommt mir da irgendwas Externes rein, okay?«

Roger und Karim nickten und murmelten leise »Versprochen« und »Abgemacht«.

»Ich will's hoffen«, sagte Dr. Claas H. und war im Begriff zu gehen. In der Tür drehte er sich noch einmal zu mir um.

»Schwester Anna, schmeißen Sie die Gurke besser weg«, sagte er und ging.

Die beiden jungen Männer schauten mich verstört an.

»Warum sagt er das extra? Was wollten Sie denn sonst noch mit der Gurke machen?«, fragte Roger entgeistert.

»War nur ein Witz«, versuchte ich zu erklären, doch ich war mir nicht sicher, ob sie mir glaubten.

* * *

Ich kann verstehen, dass man den Humor von Ärzten gewöhnungsbedürftig findet. Aber manchmal muss man einfach ein paar Witzchen über die Dinge machen, die wir tagtäglich erleben, das gilt nicht nur für unsere Ärzte, das gilt für alle Mitarbeiter eines Krankenhauses. Nicht zuletzt ist Humor immer noch eins der besten Mittel, Abstand zu den vielen unangenehmen oder einfach nur absurden Geschichten zu bekommen, und es bedeutet beim besten Willen nicht, dass wir den Patienten dadurch weniger Empathie entgegenbringen.

Solche Experimente wie die von Karim und Roger zum Beispiel kommen häufiger vor, und manchmal braucht man einfach eine Prise Humor dabei – zumal sie ganz leicht anders ausgehen können.

Das erlebte ich nur wenige Monate später, als Richard R. ziemlich blass in der Notaufnahme auftauchte. Der stark tätowierte 38-Jährige trug eine szenetypische Lederkluft und sah ziemlich mitgenommen aus.

»Kann ich Sie irgendwo alleine sprechen, Schwester?«, fragte er und wurde rot – was so gar nicht zu seinem ansonsten betont männlichen Auftreten passen wollte.

»Um was geht's denn?«, fragte ich.

»Ehrlich, ich würde es Ihnen lieber unter vier Augen sagen. Bitte.«

»Also gut. Kommen Sie mit.«

Ich ahnte schon, dass sich das Leiden von Richard R. vermutlich unterhalb der Gürtellinie abspielen würde. Also ging ich mit ihm in eine der Behandlungskabinen.

»Wo drückt denn der Schuh?«, fragte ich ihn, als wir alleine waren.

»Der Schuh drückt gar nicht, aber der A***«, sagte er und grinste schief.

»Was ist passiert?«

»Ich hab mir 'nen Dildo eingeführt ...«

»... und jetzt kriegen Sie ihn nicht mehr raus«, ergänzte ich seinen Satz.

Er sah mich verwundert an.

»Ja. Genau. Woher wissen Sie das? Kommt so was etwa häufiger vor?«

»Andauernd. Wie lange steckt das Ding schon fest?«

»Seit einer Woche.«

Das kam allerdings nicht so häufig vor.

»Sie laufen seit einer Woche mit einem Dildo im Po herum???«

Er räusperte sich verlegen und nickte.

»Ja. Zuerst wollte ich warten, bis die Batterie leer ist. Ich dachte, ich krieg es leichter raus, wenn das Ding nicht mehr wackelt. Das klappte leider nicht. Dann dachte ich, es wird beim K*** mit hinausbefördert. Aber auch damit war Fehlanzeige ...«

»Okay. Ich nehme an, Sie hatten somit außerdem seit einer Woche keinen Stuhlgang.«

Er nickte. »Ich hab inzwischen ganz schön Bauchweh.«

»Kein Wunder.«

Ich rief Dr. Claas H. an.

»Warum immer in meiner Schicht, Schwester Anna?«, seufzte er gespielt theatralisch ins Telefon und versprach, sich sofort in Bewegung zu setzen.

Ich brachte Richard R. in den proktologischen Untersuchungsraum und bat ihn, sich schon mal frei zu machen und zu setzen.

»Können Sie das Ding bitte schnell wieder rausholen?«, fragte Richard R. den Arzt, nachdem er ihn begrüßt hatte.

»Ich werde es versuchen«, sagte Dr. H. und schaute sich das Dilemma genauer an. »Aber so wie's aussieht, scheint der Apparat ja ziemlich tief drinzusitzen.«

»Ich glaube, der hat sich in den letzten Tagen immer weiter reingeschoben«, jammerte Richard R. verzweifelt.

Dr. H. versuchte wirklich alles. Über eine halbe Stunde hantierte er mit allerhand Geräten im Allerwertesten des Mannes herum und versuchte, den Dildo aus dem Enddarm zu befreien.

Vergeblich.

Unter Vollnarkose musste das Ding dann operativ aus dem Körper von Richard R. geholt werden. Eine Woche blieb er nach diesem schweren Eingriff bei uns im Krankenhaus, bekam unglücklicherweise noch eine Wundinfektion und musste weitere zehn Tage ein starkes Antibiotikum nehmen.

Und das alles für ein paar Minuten Spaß mit einem Dildo.

Deshalb hier mein Appell an alle experimentierfreudigen Leser: Bitte überlegen Sie sich gut, womit Sie etwas ausprobieren wollen! Verwenden Sie um Himmels willen niemals Gegenstände, die verschwinden könnten, Unterdruck erzeugen oder womöglich scharfkantig sind!

Die Folgen stehen manchmal in keinem Verhältnis zu dem doch eher kurzen Vergnügen.

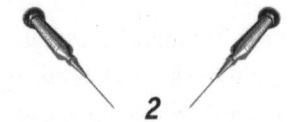

2
»Trink doch ene mit!« –
Berauscht in der Notaufnahme

*I*ch bin Krankenschwester geworden, weil ich Menschen helfen wollte. Kranken, verletzten oder hilflosen Menschen. Auch nach 17 Jahren in der Notaufnahme macht es mich noch glücklich, wenn ich Menschen in einer Notsituation zur Seite stehen und dazu beitragen kann, dass sie diese Momente gut überstehen.

Womit ich als junge Schwesternschülerin nicht gerechnet hatte, war, sich um so viele berauschte Patienten kümmern zu müssen. Ob Alkohol oder illegale Drogen, im Vollrausch passieren einfach enorm viele Dinge, die in der Notaufnahme enden.

Wie Sie sich vorstellen können, sind solche Patienten nicht unbedingt die einfachsten. Meistens fängt es schon damit an, dass der Unfallhergang kaum zu rekonstruieren ist. Mit 2,5 Promille im Blut lassen sich manche Sachen verständlicherweise schwer erklären.

Bewusstlosigkeit und Sprachstörungen sind das eine Problem, Aggressivität das andere. Zum Glück habe ich tolle Kollegen, und wir haben immer ein Auge auf den anderen, wenn einer von uns einen volltrunkenen Patienten versorgen muss. Und doch kommt es manchmal zu fiesen Zwischenfällen.

Eine weitere Herausforderung ist es, den Zustand des Patienten richtig einzuschätzen. Gerade junge Leute machen heute Sachen, von denen wir vorher nie gehört hatten.

Als ich 17 war und nichts wichtiger nahm als die nächste Party, nannte man es »Vorglühen«. Und wie immer man es heute nennen mag, das Prinzip ist noch das gleiche: Um bloß nicht nüchtern und womöglich schlecht gelaunt auf einer Party zu erscheinen, wird schon zu Hause munter einer weggepichelt.

Diese Art der Partyvorbereitung hat seit Generationen Tradition – indes in unterschiedlicher Art und Weise. Wurden früher ein paar Bierchen oder Sektkelche getrunken, sind es heute Alkopops für die Einsteiger und deftige Mixgetränke für die Fortgeschrittenen – gerne durch einen Strohhalm eingeflößt, damit es auch schön schnell ins Blut geht.

Schnell ins Blut – das wollte auch Jakob B., als er sich an einem herbstlichen Samstagabend für die Semesterabschlussparty fertig machte. Wie fast alle Studenten, so war auch Jakob B. chronisch pleite. Sein Zimmer im Wohnheim war nur mit dem Nötigsten eingerichtet, und Jakob musste sparen, wo er konnte. Zwar sollte das Kölsch auf der Party nur einen Euro kosten, aber selbst das war eigentlich zu teuer. Er wollte so wenig Geld ausgeben wie möglich.

Der billigste Rotwein beim Discounter um die Ecke kostete 1,99 Euro der Liter. Jakob B. wusste, dass sein Magen einen so billigen Fusel nur schwer vertragen würde. Wenn er vor der Party die komplette Flasche trank, würde ihm garantiert schlecht werden.

Aber musste er den Rotwein wirklich trinken, um berauscht zu werden? Nicht unbedingt, fand Jakob.

Schon häufiger hatten Jakob und seine Freunde einen simplen Trick angewandt, um möglichst günstig auf Touren zu kommen: In Wodka getränkte, anal eingeführte Tampons sorgten innerhalb von Sekunden für ein herrlich duseliges Gefühl. So wie ein Zäpfchen schneller wirkt als eine Tablette, so gelangt eben auch der Alkohol über die Enddarmschleimhaut schneller in die Blutbahn, weil er nicht den Umweg über den Magen nehmen muss. Und man braucht eine weitaus geringere Menge, was nicht nur kostengünstiger ist, sondern auch den Kater einigermaßen im Zaum hält.

Leider hatte Jakob B. an diesem Abend weder Wodka noch Tampons im Haus. Nur der billige Rotwein lachte ihn von seinem Schreibtisch an.

Also schnitt Jakob ein Stück aus einem alten Gartenschlauch heraus, band das eine Ende an seine Türklinke und steckte das andere in seinen Allerwertesten. In das obere Ende des Schlauchs drückte er die Öffnung der Rotweinflasche, klemmte das Ganze zwischen Türblatt und Klinke, und positionierte sich im Vierfüßlerstand vor seinen selbst gebauten Einlauf.

Relativ zügig floss der Liter Rotwein in seinen Darm, und schon nach wenigen Augenblicken musste Jakob grinsen. Das funktioniert ja ganz gut, dachte er beschwipst.

Es war das Letzte, was er an diesem Abend dachte.

Die Flasche war noch nicht ganz leer, als Jakob B. das Bewusstsein verlor und unter seinem Einlauf zusammenbrach.

Eine Stunde später klopfte Peter K. vergeblich an Jakobs Zimmertür. Die beiden waren Kommilitonen und wollten gemeinsam auf die Party gehen.

»Ist Jakob schon weg?«, fragte er einen Studenten, der gerade aus dem Nebenzimmer kam.

»Nö. Der müsste noch da sein.«

Gemeinsam versuchten sie es noch einmal, aber niemand öffnete ihnen.

»Ach sch***«, ärgerte sich Peter im Glauben, dass Jakob

doch schon weg war. »Der hat noch meine Lederjacke. Jetzt frier ich mir heute Abend einen ab.«

»Ich hab 'nen Ersatzschlüssel. Für Notfälle.«

»Das ist ein Notfall. Ohne Jacke hol ich mir den Tod.«

Der Kommilitone schaffte den Ersatzschlüssel aus seinem Zimmer heran. Als sie die Tür aufschlossen, blieben sie perplex im Eingang stehen.

»Was is'n da passiert???«

Innerhalb kürzester Zeit bildete sich eine Traube von Wohnheimbewohnern um die Tür, die alle fassungslos auf Jakob starrten, der bewusstlos auf dem Bauch lag und dem ein Gartenschlauch samt Rotweinflasche aus dem Hintern ragte. Jakob selbst war vollkommen regungslos und zeigte keinerlei Reaktion mehr.

Zum Glück rief Peter sofort den Rettungsdienst. Als die Kollegen Jakob B. auffanden, reimten sie sich eins und eins zusammen und brachten ihn mit dem Verdacht auf »akute Alkoholvergiftung« direkt zu uns. Während der Fahrt drohte Jakob B.s Kreislauf mehrmals zu kollabieren, und als er zu uns in die Notaufnahme kam, war er in einem kritischen Zustand.

»Besonders gründliche Partyvorbereitung«, meinte Frank vom Rettungsdienst zynisch, als er mir den Patienten brachte.

Aufgrund der guten Resorptionsfähigkeit des Rektums war der Alkoholeinlauf lebensgefährlich. Denn die Leber, die bei normalem Alkoholkonsum bekanntlich eine wichtige Rolle spielt, indem sie den ganzen Alkohol vorfiltert, wurde mit dem Einlauf schön umgangen. Dadurch war eine massive Intoxikation entstanden.

Bei einer normalen Alkoholvergiftung machte ich ein paarmal die »Freiheitsstatue«, und damit hatte sich die Sache meistens schnell erledigt. »Freiheitsstatue« nennen wir eine

Magenspülung, weil ich dabei mit einem Arm einen Trichter hochhalten muss, um Wasser in den Patienten zu füllen. Durch das Hochhalten des Trichters fließt die Flüssigkeit ein, durch Tiefhalten wird der Mageninhalt im Auffanggefäß gesammelt. Literweise müssen wir das Wasser so durch den Patienten spülen. Ist der Magen erst ordentlich durchgespült, sind die Patienten meistens relativ flott wieder nüchtern.

Aber eine Magenspülung war im Fall von Jakob B. natürlich sinnlos. Mehr als eine symptomatische Behandlung blieb uns nicht übrig: Flüssigkeitszufuhr, Ruhe und hoffen, dass das Gehirn keinen allzu großen Schaden davongetragen hat.

Kochsalzlösungen sollten Jakob B. helfen, den Alkoholgehalt in seinem Blut zu senken, und tatsächlich kam er nach über einer Stunde wieder zu Bewusstsein.

»Was ist passiert?«, fragte er mich schwach, und ich spielte einen Moment lang mit dem Gedanken, ihm eine ordentliche Standpauke zu halten. Aber dann sagte ich mir, dass die Wahrheit Strafe genug war. Oder wer will schon gerne hören, dass zwei wildfremde Rettungssanitäter einem in Anwesenheit von zehn oder mehr Wohnheimbewohnern einen Schlauch aus dem Hintern gezogen haben, woraufhin Rotwein und Kot durch das eigene Zimmer schossen, und man anschließend unter dem hysterischen Gelächter der Kommilitonen in den Rettungswagen verfrachtet wurde?

»Nein ...«, sagte Jakob B. totenbleich, als ich meinen Bericht abgeschlossen hatte. »Das ist ja grauenvoll.«

»Seien Sie froh, dass Sie noch leben«, sagte ich. »So was kann tödlich enden.«

Doch Jakob B. hörte mir gar nicht mehr zu. Er schüttelte nur verzweifelt seinen Kopf und heulte vor sich hin, dass er sich im Wohnheim nie wieder blicken lassen könne.

Und irgendetwas sagt mir, dass er mit dieser Einschätzung nicht ganz falschlag, jedenfalls bin ich mir sicher, dass er sich noch lange Zeit gemeine Sprüche anhören durfte.

Alles andere wäre ja auch irgendwie komisch.

* * *

Jakob B.s Partyvorbereitungen gingen im wahrsten Sinne des Wortes richtig in die Hose. Ganz so schlimm kam es für Oksana W. nicht, eigentlich liefen die Vorbereitungen für ihre Party sogar recht gut. Maniküre, Pediküre, Friseur – die junge Frau hatte das volle Programm durchlaufen und außerdem noch viel Geld für das passende Outfit ausgegeben.

Nach zwei Gläsern Sekt war die Party für sie jedoch dann leider schon zu Ende. Die hübsche junge Frau war extrem blass, als ich sie bei der Aufnahme ansprach.

»Wie kann ich Ihnen helfen?«, fragte ich sie. Oksana W. strich ihre blondierten langen Haare zurück und hielt sich mit schmerzverzerrter Miene die Hand auf den Bauch.

»Ich habe grässliche Bauchschmerzen«, sagte sie.

»Können Sie mir genau zeigen wo?«

»Hier«, sagte sie und deutete auf ihren Oberbauch.

»Seit wann geht das so?«

»Schon den ganzen Tag. Aber seit heute Abend wird es immer schlimmer. Ausgerechnet heute, wo der Ball im Maritim stattfindet ...«

Ich sah sie bedauernd an.

»Sie sehen toll aus«, versuchte ich, sie etwas aufzumuntern.

»Ich weiß«, antwortete Frau W. seufzend. »Ich habe wochenlang nach dem richtigen Kleid gesucht, bis ich diesen Traum gefunden habe. Knapp zweitausend habe ich dafür auf den Tisch gelegt ... meine halben Ersparnisse ... und nun ist alles umsonst.«

Traurig strich sie über ihr elegantes Kleid. Ein blassrosa Abendkleid im Empire-Stil, das unter der Brust mit einem blauen Band eingefasst war. Dazu trug sie zartrosa Schuhe, die ihren prinzessinnenhaften Eindruck noch verstärkten. Insgesamt erinnerte sie mich irgendwie an das arme Dornröschen.

»Drei Stunden habe ich beim Friseur gesessen«, fuhr sie mit leidender Miene fort. »Extensions. Auch nicht gerade billig. Aber mein Exfreund wollte ja heute kommen. Und ich hänge doch noch so an ihm ...«

Ein paar Tränen kullerten ihr übers Gesicht.

»Ich war mir sicher, dass das wieder was wird mit uns. Und dann habe ich die Bauchschmerzen schon nach dem ersten Schluck Sekt kaum noch ausgehalten ... jetzt ist es wirklich richtig schlimm ... was der sich wohl denkt, dass ich einfach so weg bin ...«

»Er wird das bestimmt verstehen. Legen Sie sich bitte hier hin«, forderte ich sie auf und half ihr auf die Behandlungsliege. »Ich werde sofort unsere Internistin holen.«

Wenig später kam ich mit Dr. Alma A. zurück in den Behandlungsraum.

Es gibt ja viele Leute, die in Sachen Mode nicht unbedingt Experten sind. Ich kann Ihnen versichern, dass es gerade in meiner Branche davon nur so wimmelt. Wer tagein, tagaus nur mit weißer Hose und weißem Kittel herumläuft, der hat in der Regel weder die Zeit noch den Sinn für Shopping und guten Stil. Und das gilt für Frauen genauso wie für Männer.

Alma A. gehört zu den Ärztinnen, die vollkommen blind für die Welt der Mode sind. Und für die der Haute Couture erst recht.

Sie begrüßte die Patientin und fragte noch einmal genau nach, wo Oksana W. die Schmerzen hatte.

»Gut. Dann ziehen Sie doch bitte Ihr Nachthemd hoch, damit ich ihren Bauch abtasten kann, Frau W.«, sagte Alma A. freundlich.

Einen Moment lang herrschte Totenstille. Während ich versuchte, mir ein Lachen zu verkneifen, verdunkelte sich Oksana W.s Miene deutlich.

»Nachthemd? Das KLEID ist aus der neuen Vera-Wang-Kollektion! Wissen Sie, was das gekostet hat?«

Die Stimme von Frau W. überschlug sich fast.

»Oh, tut mir leid, nein. Dann ziehen Sie bitte Ihr ...« Alma A. hielt kurz inne und überlegte. »Ist das ein Abendkleid?«, fragte sie dann erstaunt.

»Allerdings! Ein DESIGNERkleid!«

»Oh.«

»Es ist wirklich wunderschön«, bemühte ich mich, die Situation zu retten.

Dr. A sah mich an, als hätte ich gerade die Schönheit eines Hundehaufens gelobt. Dann fing sie sich.

»Ja, ja. Sehr schön. So, jetzt aber hoch damit, ich muss Sie schleunigst untersuchen.«

Zum Glück hatte Oksana W. nur eine Magenschleimhautreizung. Nachdem Dr. A. die Diagnose gestellt und eine Infusion verordnet hatte, konnte ich die weitere Behandlung übernehmen. Während ich die Infusion fertig machte, zog sich Dr. A. schleunigst zurück, um den Arztbrief schreiben.

Oksana W. sah ihr mürrisch hinterher. So hatte sich die Gute ihren Abend wahrlich nicht vorgestellt – aber es sollte noch ein Happy End für sie geben, zumindest wurden die Weichen dafür gestellt. Denn als die Infusion gerade durchgelaufen war, kam ein junger Mann im Smoking in die Notaufnahme und erkundigte sich nach ihr. Er wartete so lange, bis er endlich zu ihr konnte und sie nach Hause fahren durfte.

Wie die Geschichte der beiden ausgegangen ist, weiß ich leider nicht. Durch die missglückte Party sind sie sich auf jeden Fall nähergekommen – Designer-Drama hin oder her.

* * *

Dieses Drama ist natürlich harmlos im Vergleich zu den Dingen, die wir Schwestern und Pfleger uns sonst ab und zu anhören müssen.

Mal ehrlich, was wäre Ihrer Meinung nach die angemessene Reaktion, wenn man Ihnen das Leben rettet? Was würden Sie zu Ihrem Lebensretter sagen, wenn er Sie mit allergrößter Mühe in letzter Sekunde vorm Jenseits bewahrt hat? »Ich schneid dir gleich die T*** ab, du dreckige Sch***?« Nein? Tja, es gibt aber durchaus Menschen, die das passend finden.

Martin D. zum Beispiel, ein Bilderbuchjunkie, der mit seinen 25 Jahren auf eine beeindruckende Drogenkarriere zurückblicken konnte. Mit neun Jahren die erste Zigarette, mit zehn das erste Kölsch. Mit zwölf Jahren rauchte er zum ersten Mal einen Joint, mit 14 probierte er dann Koks. Seit seinem 16. Lebensjahr lässt er das weiche Zeugs beiseite und konsumiert fast nur noch Heroin und Crack.

Und genauso sah er aus. Er war wahnsinnig dünn, hatte kaum noch Zähne im Mund, und sein Körper war mit Abszessen übersät. Es musste schwierig für ihn sein, sich überhaupt noch einen Schuss setzen zu können, da die üblicherweise herangezogenen Venen alle verhärtet oder vernarbt waren. Irgendwie hatte er es anscheinend trotzdem geschafft und war bewusstlos in die Notaufnahme eingeliefert worden.

Er war nicht ansprechbar, und seine Atmung war so flach, dass man sie kaum noch wahrnehmen konnte. Seine Haut war bereits bläulich verfärbt, es war also allerhöchste Zeit, dass er zu uns kam.

Sofort kümmerten wir uns um seine Beatmung, überwachten seinen Kreislauf und die Herzfrequenz und spritzten ihm außerdem Naloxon. Es war nicht einfach, eine funktionstüchtige Vene zu finden, und ich habe selten so viele zerstörte Adern gesehen. Irgendwann gelang es dem Arzt, und das Naloxon floss in den Körper des jungen Mannes.

Naloxon ist ein tolles Medikament. Es hat schon zig Junkies das Leben gerettet. Ein sogenannter Opioid-Antagonist, der die Wirkung des Heroins innerhalb kürzester Zeit aufhebt. Einziger Nachteil: Bei Opiat-Abhängigen löst dieses Wundermittel ratzfatz ein Entzugssyndrom aus.

Ich weiß nicht, ob Sie eine Vorstellung davon haben, wie sich ein Junkie auf Entzug benimmt. Haben Sie mal *Der Exorzist* gesehen? Die Szene, als Linda Blair im Bett liegt? Nun, das Ganze kommt einem ordentlichen Heroinentzug recht nahe. Es gibt Patienten, die vollkommen ausrasten, wenn sie auf Turkey sind. Neben körperlichen Schmerzen spielt ihnen vor allen Dingen die Psyche übel mit. Depressionen sind da keine Seltenheit, um es vorsichtig zu formulieren.

Ein Junkie aber, den man gerade von seinem Trip geholt hat, der ist vor allen Dingen eins: stocksauer.

»Hallo? Hören Sie mich?«, fragte ich Martin D. behutsam, als er langsam die Augen aufschlug und sich seine Atmung normalisierte.

»Ich bin Schwester Anna. Sie sind im Krankenhaus. Verstehen Sie mich?«

Mit wirren Augen sah er mich an.

»Was? Was ist? Wo bin ich?«, murmelte er undeutlich unter seiner Atemmaske.

»Alles ist gut. Im Krankenhaus, in der Notaufnahme. Ich bin Krankenschwester, okay?«

»Was? Schwester? Krankenschwester?«

Nur langsam kam er zu Bewusstsein. Ich redete weiter beruhigend auf ihn ein.

»Sie hatten eine Überdosis. Es war ganz schön knapp. Aber jetzt sind Sie auf einem guten Weg.«

Ich lächelte ihm aufmunternd zu und sah seinen Augen an, dass er nun wieder voll und ganz da war. Doch von einer Sekunde auf die nächste veränderte sich sein Gesichtsausdruck. Seine Augen verengten sich zu kleinen Schlitzen (ich erinnere an dieser Stelle erneut an Linda Blair ...), und er riss sich wütend die Atemmaske ab. Abrupt setzte er sich auf und kreischte los.

»Was fällt dir ein? Was soll die Sch***? Du kannst mir doch nicht einfach meinen Trip versauen! Das kriegst du zurück! Ich schneid dir die T*** ab, du dreckige Sch***!«

Mit einem irrsinnigen Brüllen versuchte er, auf mich loszugehen.

»Ich mach dich kalt, du verdammte F***!«

Zum Glück verhedderte er sich bei seiner Attacke in den zahlreichen Kabeln und Infusionen, an denen er dranhing. Was ihn jedoch nicht am Weitertoben hinderte. Er holte aus und schlug nach mir, erwischte mich aber nur am Oberarm.

Ich stand einen Moment lang regelrecht unter Schock und war einige Sekunden nicht in der Lage, irgendetwas zu tun.

»Ich mach dich fertig, du Sch***!«

Glücklicherweise schrie er derart laut, dass es keine Minute dauerte, bis Susi und Iris, gefolgt von Dr. A. zu Hilfe eilten.

Gemeinsam hielten wir ihn fest, während Dr. A. ihm ein Beruhigungsmittel spritzte. Dabei brüllte Martin D. die ganze Zeit, als wäre er von Sinnen und trat wie ein Irrer um sich.

Endlich wirkte das Mittel, und er wurde etwas ruhiger. Sauer war er aber immer noch.

»Schweinerei ist das ... mir einfach meinen Trip zu versauen ... A*** verdammte ...«

Kopfschüttelnd und leicht verstört verließ ich den Behandlungsraum. An diesem Tag musste ich mir immer wieder sagen, dass Martin D. ein schwer kranker Mann war und man sich deshalb seinen Tobsuchtsanfall nicht zu Herzen nehmen durfte.

Aber manchmal kam auch in mir die Wut hoch, und ich gebe gerne zu, dass ich an diesem Tag die Faxen dicke hatte. Wir hatten diesem jungen Mann immerhin das Leben gerettet, und auch wenn ich beim besten Willen keinen Dank erwartet hatte, war dieser persönliche Angriff doch einfach jenseits von Gut und Böse.

* * *

Als wir das Leben von Rüdiger J. retten wollten, war die Situation gänzlich anders als bei dem Ausraster-Junkie.

Ob Rüdiger J. sich wirklich umbringen wollte, weiß ich bis heute nicht. An jenem Abend schien er es sich jedenfalls fest vorgenommen zu haben.

Er hatte sich ordentlich Mut angetrunken und war zur Hohenzollernbrücke gegangen. Dort stand er beinahe eine halbe Stunde am Geländer, bevor er sich in den Rhein stürzte. Es war sein Glück, dass er so lange gezögert hatte, denn dadurch war er ein paar aufmerksamen Passanten aufgefallen. Sie konnten Rüdiger J. zwar leider nicht von seinem Sprung abhalten, aber wenigstens riefen sie sofort die Polizei, die den Mann schließlich bei Mühlheim aus dem eiskalten Wasser fischen konnte.

Es war Januar, die Außentemperaturen lagen nur knapp über null Grad, und der Fluss dürfte nicht viel wärmer gewesen sein. Solche Temperaturen verträgt der menschliche Körper nicht lange, gerade im Wasser kühlt er schnell aus. Die ersten Anzeichen einer Unterkühlung sind Muskelzittern, Herzrasen, eine beschleunigte Atmung sowie eine leichte Beeinträchtigung des Bewusstseins. Dieses Stadium hatte Rüdiger J. längst hinter sich, als er zu uns in die Notaufnahme gebracht wurde.

Er zitterte nicht mehr, und sein Herz schlug langsam und unregelmäßig. Er war bewusstlos und zeigte kaum noch Reflexe, seine Körpertemperatur lag bei erschreckenden 28 Grad. Kurz gesagt: Es war allerhöchste Eisenbahn.

Das Wichtigste bei einem stark unterkühlten Patienten ist, seine Betriebstemperatur so schnell wie möglich wieder hochzufahren und dabei den sogenannten *Bergungstod* um jeden Preis zu verhindern. Der Bergungstod kann eintreten, wenn der Patient nicht richtig aufgewärmt wird. Wie im Fall von Rüdiger J. ist es deshalb wichtig, die Arme und Beine des Patienten erst einmal in Ruhe zu lassen. Warum? Ganz einfach. Der Mensch gibt die vom Körper produzierte Wärme über die Körperoberfläche ab. Um bei Unterkühlung ein weiteres Absinken der Körpertemperatur zu verhindern, wird die Durchblutung der Körperoberfläche verringert, und das warme Blut konzentriert sich auf die überlebenswichtigen Organe im Inneren. Die Temperatur in Haut, Armen und Beinen sinkt dabei noch weiter ab. Ist der Temperaturunterschied zwischen den Extremitäten und dem Inneren des Körpers zu groß, fließt beim Wiederaufwärmen von Armen und Beinen oder beim Bewegen der unterkühlten Person kaltes Blut zurück ins Innere.

Dort sinkt die Temperatur dann ebenfalls weiter ab, und es kann zum Herzstillstand kommen.

Daher hat es oberste Priorität, das Körperinnere wieder warm zu kriegen. Für solche Fälle haben wir ein spezielles Wärmegerät, das Infusionen anwärmt, die den Patienten direkt warm in die Blutbahn gegeben werden.

»Wo bleiben die Infusionen, Schwester!«, rief Dr. Alma A. aus dem Behandlungsraum. »Los, schnell!«

Auch wenn das Herz-Kreislauf-System von Rüdiger J. nun überwacht wurde, galt es, keine Zeit zu verlieren. Suchend eilte ich durch die Notaufnahme, konnte das Wärmegerät aber nirgends finden.

»Das ist auf der Intensiv!«, sagte Susi.

»Mist. Ich brauche es aber!«

»Tja, die Kollegen auf der Intensiv auch.«

»Und jetzt?«

Schwester Susi zuckte nur ratlos mit den Schultern. Wieder hörte ich Dr. A. rufen.

»Schwester Anna! Die Infusionen!«

Irgendwie musste ich an angewärmte Infusionen kommen. Aber wie? Ich konnte sie doch nicht ... oder doch?

»Mikrowelle!«, stieß ich hervor und marschierte Richtung Teeküche. Susi lief mir aufgeregt hinterher.

»Du willst die Infusionen doch nicht in der Mikrowelle warm machen?«

»Hast du eine bessere Idee?«

Sie schüttelte den Kopf. Also legten wir die Infusionsbeutel in die Mikrowelle und erhitzten alles vorsichtig. Da es sich nur um Kochsalzlösungen handelte, konnten wir keine Inhaltsstoffe zerstören. Es kam einzig und allein auf die richtige Temperatur an. Es machte »pling«, ich nahm die Beutel raus und schnappte mir ein Thermometer.

»Perfekt!«

Im Laufschritt ging es zurück zu Rüdiger J., und innerhalb weniger Augenblicke floss die warme Infusion durch seinen ausgekühlten Körper.

Wenig später war der Mann wieder bei Bewusstsein. Es hatte funktioniert. Und das Schönste war, dass Rüdiger J. sich freute, noch unter den Lebenden zu sein.

»Danke«, sagte er mit schwacher Stimme. »Danke, dass Sie alle mein Leben gerettet haben. Das vergesse ich Ihnen nie.«

»Dafür sind wir doch da«, erwiderte ich mit einem Lächeln. »Warum haben Sie das denn bloß gemacht?«

Rüdiger J. zuckte mit den Schultern.

»Ich hab meinen Job verloren ... und meine Freundin hat sich von mir getrennt ... alles kam mir so sinnlos vor. Aber als ich in dem kalten Wasser war, als ich unterging und diese Strömung mich nicht mehr hochließ, da wollte ich nur noch raus, raus aus diesem eisigen Wasser!«

Tränen liefen ihm über das Gesicht, und ich hatte den Eindruck, dass es Freudentränen waren.

»Ich will noch nicht sterben«, sagte er kleinlaut und weinte leise.

Ich drückte seine Hand und ließ ihn für einen Moment alleine, bevor unser Psychologe kam und sich um ihn kümmerte.

Bis heute muss ich an Rüdiger J. denken, wenn ich in der Zeitung etwas über eine vollendete Selbsttötung lese. Und dann frage ich mich immer, ob es diesen Menschen wohl genauso wie Rüdiger J. gegangen ist. Ob sie im Moment des Todes eigentlich gar nicht sterben wollten.

* * *

In einer Notaufnahme erlebt man beinahe täglich, wie leichtsinnig Menschen mit ihrem Leben umgehen. Damit meine ich natürlich nicht suizidgefährdete Personen wie Rüdiger J. Nein, manche Menschen muten ihrem Körper einfach aus reinem Spaß die unglaublichsten Belastungen zu.

Oder aus Unwissenheit.

Wolfram W. war ganz ruhig, als er zu uns gebracht wurde. Der 23-Jährige lag breit grinsend auf der Liege und reagierte auf keine Frage, die man ihm stellte. Sein Kopf war hochrot und seine Haut sehr heiß, als hätte er hohes Fieber.

»Was ist mit ihm los?«, fragte ich Rettungssanitäter Frank, der ihn mit einem Kollegen in den Behandlungsraum schob.

»Keine Ahnung«, antwortete Frank. »Die Polizei hat uns gerufen. Er lag auf einer Verkehrsinsel, und das wohl nicht erst seit fünf Minuten.«

»Hat er da geschlafen?«

»Nö. Die Polizei meinte, Passanten hätten ihn da schon vor zwei Stunden gesehen. In genau dem gleichen Zustand: grinsend, aber nicht ansprechbar.«

»Drogen?«

»Vermutlich. Aber wir haben nichts bei ihm gefunden.«

Frank verabschiedete sich, und ich untersuchte den jungen Mann erst mal. Blutdruck, Puls, Atmung, alles schien einigermaßen normal. Allein der Puls ging etwas schneller, als er sollte, aber das war nicht bedrohlich.

»Vielleicht Pilze?«, meinte Dr. Alma A., die sich die riesengroßen Pupillen von Wolfram W. anschaute. »Die Pupillen sehen jedenfalls ganz danach aus.«

»Oder LSD.«

Die Ärztin nickte. »Oder irgendwas Synthetisches, das kaum einer kennt.«

Die neuen Drogen, die unter so harmlosen Bezeichnungen wie *Badesalz* oder *Kräutermischung* im Internet zu bestellen waren, stellten ein immer größeres Problem für uns dar. Keiner wusste genau, was in diesen synthetischen Mischungen drin war, und genauso wenig war bekannt, wie dieses Zeug genau wirkte und welche Schäden es hervorrufen konnte. Konnte man vor zwanzig Jahren den Zustand eines berauschten Patienten noch einigermaßen gut einschätzen, so war das Angebot an Rauschmitteln inzwischen derart groß und vielfältig, dass sich kaum noch jemand zurechtfand.

In dem Moment meldete sich Wolfram W. zu Wort.

»Aaaah ... oooooh ...«

»Hallo? Verstehen Sie mich? Wissen Sie, wo Sie sind?«, fragte unsere Ärztin ihn, aber der junge Mann reagierte nicht auf ihre Fragen.

»Uuuuuuh ... aaaaah ...«

Sein Stöhnen klang, als würde er sich sehr wohlfühlen, und er grinste auch nach wie vor von einem Ohr zum anderen.

»Wissen Sie noch, was Sie genommen haben? Welche Drogen?«, fragte ich ihn, doch er schien mich nicht zu hören. Langsam richtete er sich auf.

»Sie sollten besser liegen bleiben«, sagte ich. Vergebens.

»Ooooh ... wow ...«, war alles, was er mir zur Antwort gab.

Plötzlich veränderte sich sein Gesichtsausdruck, Panik schien sich in ihm breitzumachen. Er sprang auf, blieb kurz erschrocken stehen und hüpfte dann in großen Sprüngen durch den Raum.

»Erdspalten! Erdspalten!«, schrie er dabei angsterfüllt. »Die Erde tut sich auf! Die verdammte Erde tut sich auf!«

Ich sah Dr. A. seufzend an.

»Definitiv was Psychedelisches«, sagte sie. »Wir geben ihm Diazepam.«

Diazepam ist ein starkes Beruhigungsmittel, das für gewöhnlich jeden Horrortrip zuverlässig beendet. Um ihm die Injektion geben zu können, mussten wir Wolfram W. allerdings erst mal zu fassen kriegen. Und das war nicht ganz einfach.

Vor seinem inneren Auge schien sich inzwischen der gesamte Boden aufgetan zu haben, sodass er panisch durch die Notaufnahme sprang und immer nur »Erdspalten! Verdammte Erdspalten!« schrie. Ich wünschte mir ein Betäubungsgewehr wie die Tierärzte im Zoo es haben, aber natürlich gab es bei uns so etwas nicht.

Also mussten wir versuchen, ihn ohne Hilfsmittel einzufangen. Eine Jagd durch die Flure begann, und es kostete uns einige Mühe, Wolfram W. zu packen und ihm das Diazepam zu verabreichen.

Zum Glück setzte die Wirkung schnell ein, und der junge Mann war nach einiger Zeit wieder bei Verstand.

»Erdspalten«, sagte ich tadelnd zu ihm, und er grinste mich mit hochrotem Kopf schief an.

»Tut mir leid, ich weiß auch nicht, was mit mir los war.«

»Red keinen Quatsch! Natürlich weißt du, was los war! Du warst auf einem Trip! Was hast du bloß genommen?«

»Nichts.«

»Ach komm!«

»Also nichts Schlimmes, meine ich ...«

»Na, ganz so harmlos war es offensichtlich nicht! Was war das für ein Zeug?«

Er zögerte etwas, bevor er mir eine Antwort gab.

»Meine Oma hat zum Geburtstag einen Strauß mit Engelstrompeten bekommen ... und ich hatte gehört, dass man daraus einen tollen Tee zaubern kann, der genauso wirkt wie LSD ...«

Ich verdrehte die Augen.

»Junge! Weißt du eigentlich, wie gefährlich das ist? Es gibt Leute, die waren tagelang auf so einem Trip! Oder sie dachten, sie könnten fliegen und stürzten sich irgendwo runter! Mann, das ist lebensgefährlich! Wieso machst du denn so was?«

Er zuckte nur mit den Achseln. »Nur so.«

Nur so! Die Engelstrompete ist eine hochgiftige Pflanze, die einen durchaus umbringen kann. Daraus »nur so« mal einen Tee zu kochen, war wirklich ein grandioser Einfall.

Für die nächsten Stunden kam er zur Beobachtung auf die Station, auch unser Psychologe hatte noch ein intensives Gespräch mit ihm, dann konnte er entlassen werden.

Ich traf ihn am Ausgang der Klinik, und er sagte mir zum Abschied etwas, das ich sehr bezeichnend fand.

»Es war doch nur eine Pflanze!«, verteidigte er sich. »Keine Chemie, nichts Synthetisches. Ich versteh überhaupt nicht, warum eine stinknormale Blume so gefährlich sein soll.«

Ich befürchte, so denken viele junge Leute. Nach dem Motto: Was in Omas Vase steht, kann doch nicht lebensbedrohlich sein.

»Würdest du auch einfach Heroin nehmen?«, fragte ich ihn daraufhin.

Empört schüttelte er den Kopf.

»Natürlich nicht! Ich bin doch nicht irre!«

»Auch nicht, wenn deine Oma einen Strauß Mohnblumen geschenkt bekäme?«

Wolfram W. sah mich erstaunt an. Dann nickte er einsichtig.

»Heroin wird aus Mohn ... verstehe. Pflanzen können also schon gefährlich sein ...«

Nachdenklich verließ er das Krankenhaus, und ich hoffe

inbrünstig, dass seine Experimentierphase damit beendet war.

* * *

Blumenfreund Wolfram W. werde ich nie vergessen. Und das liegt nicht nur an seinem spektakulären Trip, den er bei uns hatte, sondern auch an dem Mann, der ihn zu uns in die Notaufnahme brachte: Rettungssanitäter Frank.

Die Notaufnahme eines Krankenhauses mag nicht das romantischste Plätzchen auf Erden sein, doch man kann sich hier durchaus verlieben. Und wie an jedem anderen Arbeitsplatz auch, gibt es genau zwei günstige Zeitpunkte zum Flirten: in der Pause und während der Arbeit.

Die Pause ist natürlich gerade in der Notaufnahme die attraktivere Option. In der Regel ist man in der Kantine oder im Aufenthaltsraum jedenfalls nicht von Blut und Erbrochenem umgeben, sondern kann sich in einem relativ gepflegten Ambiente unterhalten und kennenlernen.

Dr. Uwe M. hat sich in solch einer unspektakulären Mittagspause in die attraktive Röntgenassistentin verknallt – schön für die beiden, die heute immer noch zusammen sind, aber nicht wirklich ungewöhnlich.

Bei mir und Frank, dem Rettungssanitäter, war das ein wenig anders. Wenn ich daran zurückdenke, wie bei uns der Funke übersprang, kann ich immer noch nicht glauben, dass in diesem Moment so etwas wie Liebe in der Luft lag.

Eigentlich stank es nämlich nur nach Exkrementen.

Wenige Stunden nach der Geschichte mit Wolfram W. brachte Frank mir einen Junkie in die Notaufnahme, der sich vollgekotet und eingenässt hatte und kaum ansprechbar war.

»Ich bin heute wohl für die Drogies zuständig«, sagte

Frank und grinste mich an, während wir den Patienten eilig durch die Gänge schoben.

»Ich freu mich ja immer, dich zu sehen«, lächelte ich zurück. »Drogies hin oder her. Was ist denn mit ihm passiert?«

»Ist mitten auf der Straße zusammengebrochen«, antwortete Frank, und mir war trotz der hektischen Situation nicht entgangen, dass er mir dabei zublinzelte. »Ein Kumpel von ihm erzählte, dass er sich alles Mögliche reingehauen hat. Alkohol, Heroin, Hasch – die volle Dröhnung.«

»Na super.«

Wir fuhren den Patienten in einen Behandlungsraum und hievten ihn gemeinsam von der Trage auf die Liege.

»Weißt du eigentlich, dass du unglaublich süß bist?«, sagte auf einmal Frank, und er hatte den Satz kaum zu Ende gesprochen, als der Patient sich plötzlich erbrechen musste – auf mich, auf Frank und auf Boden und Wände.

»Mist.«

Ein Arzt und zwei Schwestern eilten uns zu Hilfe und übernahmen den Patienten, der sich wenigstens so leer gespuckt hatte, dass er keine Magenspülung mehr brauchte.

Von oben bis unten beschmutzt standen Frank und ich uns gegenüber, während meine Kollegen den Patienten in ein anderes Behandlungszimmer brachten.

»Süß also«, sagte ich und musste lachen.

»Ja«, lachte Frank. »Vorhin allerdings mehr als jetzt.«

Wir sahen uns an, und obwohl unser Zustand unwahrscheinlich ekelhaft und der Moment alles andere als romantisch war, fingen wir beide Feuer.

Mit einem aufgekratzten Kribbeln im Bauch und voll freudiger Erwartung ging ich mich duschen und umziehen, und als ich endlich fertig war, war Frank leider verschwunden. Er musste zu einem neuen Einsatz. So ist das in unserem

Job. Richtig viel Platz für Romantik gibt es dann eben doch nicht.

Das Gute an den Rettungssanitätern aber ist, dass ihr Weg sie natürlich immer wieder in die Notaufnahme führt, und so dauerte es nur wenige Stunden, bis wir uns wiedersahen.

Wir witzelten über unsere inzwischen wieder sauberen Klamotten und tauschten unsere ·Nummern aus. Noch am gleichen Wochenende gingen wir zusammen aus, und kurz darauf waren wir ein Paar.

Auch wenn unsere Liebe nicht gehalten hat, freue ich mich immer noch, wenn ich Frank sehe. Nach unserer Trennung ist er ein guter Freund geworden, und wir müssen oft genug darüber lachen, wie unsere Romanze damals angefangen hat.

Kot und Erbrochenes kann Amors Pfeil auf jeden Fall nicht aufhalten.

So viel ist sicher.

* * *

Neben den Patienten, die im Vollrausch zu uns gebracht werden, gibt es auch noch diejenigen, für deren Rauschzustand die Ärzte verantwortlich sind. Nein, nein, wir verteilen weder Drogen noch Alkohol im Krankenhaus, keine Sorge, aber wenn Sie schon mal eine Vollnarkose bekommen haben, dann wissen Sie vielleicht, wie benebelt man sich danach fühlt. Obwohl man eigentlich schon wieder bei Bewusstsein ist, kann man nicht klar denken und benimmt sich manchmal wie ein betrunkener oder schwer verwirrter Mensch.

Das ist normal und geht allen Patienten gleich. Gerade die Ärzte wissen das natürlich. Und so wie im Wein die Wahrheit liegt, sind diese umnebelten Patienten vielleicht die ehrlichsten. Auch das wissen die Mediziner. Oder sie ahnen es zumindest.

Wahrhaben wollen sie es aber nicht.

Neben der Notaufnahme liegt bei uns die Schleuse zu den Operationssälen. Je nach Dienstplan und Arbeitsaufkommen helfen wir Schwestern uns an dieser Schnittstelle gegenseitig aus. Wenn in der Notaufnahme nicht viel los ist, kümmere ich mich also auch um die Patienten, die gerade aus einer OP kommen.

In einem dieser Operationssäle war der 72-jährigen Lisbeth B. der Blinddarm entfernt worden. Eine Routineoperation, die die alte Dame gut überstanden hat. Im Vorfeld hatte es allerdings einige Diskussionen gegeben.

Lisbeth B. war der Typ Frau, den man bei uns in Köln als alte Schickse bezeichnen würde. Immer etwas zu dick geschminkt, immer etwas zu stark toupiert, immer etwas zu jugendlich gekleidet. Und ihr Parfüm ... du meine Güte. Davon nahm sie nicht bloß etwas zu viel.

Nur mit Mühe konnte Frau B. davon überzeugt werden, dass sie sich vor der Operation abschminken musste (»Sie schneiden mir doch den Bauch auf! Warum darf ich da keinen Lippenstift tragen?«). Frau B. hatte sich extra künstliche Wimpern angeklebt und trug ihr sonstiges Make-up in verschwenderischen Mengen. Erst als man sie ausführlich über das Infektionsrisiko aufgeklärt hatte, begann sie damit, die Schminke zu entfernen. Wenn auch nur widerwillig. (»Was soll denn der Herr Doktor denken, wenn er mich so blass und ungeschminkt vor sich liegen hat?«)

Nun hatte Frau B. ihre Operation also überstanden, und ich schob sie durch den Flur zum Aufwachraum.

Unser gut aussehender Dr. Claas H., den Sie inzwischen ja schon ganz gut kennen, kam uns entgegen. Die von der Narkose benommene Frau B. hob ihren Kopf und grinste Dr. H. schief an.

»Los, zeig mir dein Sixpack, Süßer!«, krächzte sie mit ihrer vom Beatmungsschlauch rauen Stimme. »Hoch mit dem Shirt, du Supermann!«

Während mir vor Erstaunen beinahe die Kinnlade herunterfiel, strahlte Dr. H. übers ganze Gesicht. Offensichtlich fühlte er sich von dieser geistig umnachteten Anmache tatsächlich geschmeichelt, was ich erstaunlich fand, wo er sonst grundsätzlich zurückhaltend auf flirtende Patientinnen reagierte. Und er wurde häufig angeflirtet, so viel steht fest. Vielleicht lag es am Alter der Patientin oder an ihrem Zustand, jedenfalls freute er sich wie ein Schneekönig. Fast ein wenig verlegen antwortete er der alten Dame.

»Ach ... nein ... das geht doch nicht ... hihi ...«

»Na klar geht das, du Muskelmann!«, sagte Frau B. und versuchte, nach Dr. H.s Kittel zu greifen. Kichernd sprang der Doktor einen Schritt zurück.

Ich kam mir vor wie in der Grundschule.

Auch unser Urologe Dr. Uwe M., der inzwischen in den Flur gekommen war, musste angesichts dieser Szene grinsen.

»Na, Herr Kollege?«, lachte Dr. M. und scherzte: »Ist hier Ringelpietz mit Anfassen?«

Bevor Dr. H. irgendetwas sagen konnte, fuhr Frau B. hoch.

»Du brauchst gar nicht so erwartungsvoll zu lachen«, giftete sie los. »Von deiner Wampe will ich nichts sehen, Dickerchen! Abmarsch! Ich will nur den schönen Doktor!«

Dr. M.s Grinsen gefror ihm im Gesicht, während Dr. H. nur noch mehr kichern musste. Mit hochrotem Kopf schaute Dr. M. auf seinen tatsächlich nicht zu übersehenden Bauchansatz, was unserem gut aussehenden und durchtrainierten Dr. H. zu einem immer lauteren Kichern anstachelte, was wiederum Dr. M.s Laune noch mehr versaute. Dr. M., der für seinen überaus spritzigen Humor im ganzen Krankenhaus bekannt war, schien inzwischen ernsthaft beleidigt zu sein.

»Was grinsen Sie so?«, fuhr er seinen Kollegen an, der nur eine abwehrende Handbewegung hinbekam.

»Ich grinse gar nicht«, feixte er, was Dr. M. noch mehr auf die Palme brachte.

Ich war gerade im Begriff, die Gemüter zu beruhigen und etwas Versöhnliches über die Verwirrtheit von Patienten nach der Vollnarkose vorzutragen, als Dr. M. auf einmal mich anblaffte.

»Was trödeln Sie hier eigentlich so rum, Schwester Anna! Haben Sie nichts zu tun? Muss die Patientin nicht in den Aufwachraum?«

»Äh ... ich ... doch!«

»Dann mal los, verdammt noch mal!«

Er schnaufte wütend und trabte dann davon.

War das wirklich mein humorvoller Urologe, der normalerweise durch nichts zu erschüttern war und immer einen lustigen Spruch auf den Lippen hatte? War dieser Mann nun tatsächlich in seiner Eitelkeit gekränkt worden?

Claas H. bekam das Grinsen gar nicht mehr aus dem Gesicht, während ich einfach nur baff war. Wieso bekam ich hier eigentlich den Ärger ab? Was hatte ich denn mit den Bierbäuchen der Ärzte zu tun?

»Los, zieh dich aus mein Schnuckel ...«, murmelte Lisbeth B. in dem Moment und schloss wieder die Augen, um ein kleines Schläfchen zu halten.

Claas H. gluckste.

»Ein anderes Mal, gute Frau«, lachte er. »Aber vielleicht zieht sich ja Dr. M. für Sie aus!«

»Um Himmels willen ...«, nuschelte Frau B. noch und schlief ein.

Kichernd verschwand Dr. H., und ich blieb für einen Moment sprachlos zurück.

Eitelkeiten sind kurios. Wenn die wirren Worte einer restnarkotisierten Patientin solche Reaktionen hervorrufen können, dann sagt das wohl eine ganze Menge über die betreffende menschliche Psyche aus.

Manchmal trifft also auch eine halb verwirrte, ältere Patientin voll ins Schwarze.

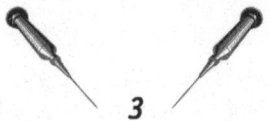

3
Bloß keine Berührungsängste!
– Hygiene – die große Unbekannte

*I*n einer Notaufnahme hat man an jeder Ecke mit dem Stichwort »Hygiene« zu tun. Schließlich handelt es sich um einen Ort, an dem menschliche Ausscheidungen jeglicher Art an der Tagesordnung sind. Um Bakterien und Infektionen vorzubeugen, muss daher stets überall penibel auf Sauberkeit geachtet werden. Was nicht immer einfach ist, da die unzähligen Patienten natürlich ebenso unzählige Bakterien mitbringen. Erst recht, wenn diese ihre persönliche Pflege ein bisschen vernachlässigt haben.

Darüber, wie die ideale Körperpflege aussehen sollte, gibt es nämlich sehr unterschiedliche Auffassungen. Während sich manche Menschen täglich zweimal duschen – was unter uns gesagt eher schädlich als nützlich ist –, gehen andere ganze zweimal im Monat unter die Brause – was dann eher ziemlich ekelig ist.

Für eine solche mangelhafte Hygiene gibt es verschiedene Ursachen. Ich kenne Patienten, für die die tägliche Körperpflege aus gesundheitlichen Gründen eine so große Anstrengung darstellt, dass sie es einfach nicht jeden Tag schaffen. Wenn Sie rund zwei Stunden für Ihre Morgentoilette brauchen und danach fix und fertig und auch schon wieder nassgeschwitzt sind, dann überlegen Sie es sich dreimal, ob Sie sich wirklich jeden Morgen waschen wollen.

So etwas gilt nicht nur für alte und gebrechliche Menschen, auch Suchtpatienten haben häufig keine Kraft, auf ihre Hygiene zu achten. Bei ihnen dreht sich das gesamte Leben ausschließlich um die Sucht und die Beschaffung neuer Rauschmittel, alles andere haben sie aus ihrem Blickfeld verloren.

Gerade bei Drogenabhängigen kann mangelnde Körperhygiene allerdings gravierende Folgen haben. Kommt Schmutz in die Einstichstelle, können sich Abszesse bilden, die im schlimmsten Fall lebensgefährlich sind.

Und dann gibt es noch die Patienten, die gar nicht genau wissen, wie richtige Körperpflege aussieht. Sie haben es schlicht nie gelernt und haben einfach keine Ahnung, wo man sich überall waschen sollte.

Zu ihnen gehörte auch Hartmut B.

Hartmut B. legte Zeit seines Lebens viel Wert auf ein gepflegtes Äußeres. Der alleinstehende Mann hatte die siebzig inzwischen überschritten und war seit vielen Jahren Rentner, doch wenn er das Haus verließ, dann tat er dies stets noch im Anzug. So war er sein Leben lang morgens ins Büro gegangen, und so wollte er auch weiterhin durchs Leben gehen.

An einem heißen Samstagnachmittag im August erschien er in diesem Aufzug mitsamt Krawatte bei uns in der Notaufnahme.

Er habe Probleme beim Wasserlassen, sagte er. Er könne den Druck kaum noch aushalten, und obwohl er ständig zur Toilette müsse, flössen immer nur ein paar kleine Tröpfchen. Herr B. erklärte mir, dass die Schmerzen wirklich schlimm seien und dass er befürchtete, dass es »da unten« auch ganz schön entzündet sei.

»Wie lange haben Sie die Beschwerden schon?«, fragte ich ihn.

»Schon länger«, bekam ich zur Antwort. »Bestimmt schon ein paar Wochen.«

Ich vermutete eine Prostatavergrößerung und bat ihn in eine der Behandlungskabinen.

»Machen Sie sich unten rum schon mal frei«, sagte ich ihm. »Der Urologe kommt gleich.«

Während ich Dr. Uwe M. anrief, begann Hartmut B., sich auszuziehen. Als er seine gepflegte Anzughose herunterließ, kam eine deutlich weniger gepflegte Unterhose zum Vorschein: ursprünglich vielleicht irgendwann mal weiß, war sie an gewissen Stellen mittlerweile bräunlich und gelblich verfärbt.

»Sie müssen Ihre Wäsche mal wieder wechseln«, meinte ich freundlich und versuchte, ab sofort nur noch durch den Mund zu atmen.

»Ich wechsele meine Wäsche regelmäßig!«, erwiderte Herr B. mit Nachdruck, und ich fragte mich, was er wohl darunter verstand. Alle vier Wochen vielleicht? Oder alle acht?

Dann ließ Herr B. seine Unterhosen runter, und von da an hatte ich keine Fragen mehr, was sein Verständnis von regelmäßiger Körperhygiene anbelangte. »Außen hui und innen pfui« schien Herr B.s Motto zu sein, wonach er in erster Linie die Stellen seines Körpers pflegte, die nach außen hin gut sichtbar waren.

Sein Penis gehörte definitiv nicht dazu.

Die Beschreibung des Geruchs, der mir entgegenschlug, erspare ich Ihnen. Hartmut B.s Vorhaut war derart eng, dass man sie nicht mehr zurückziehen konnte. Im Alter passiert so etwas schon mal. Das Ganze kann recht schmerzhaft sein und auch beim Urinieren stören.

Doch das war nicht das Hauptproblem von Hartmut B.

Vielleicht lag es an der Verengung, vielleicht war es tatsächlich einfach eine Gewohnheit, jedenfalls hatte der Penis von Herrn B. seine letzte Waschung vor sehr langer Zeit erhalten. Das sah ich auf den ersten Blick. Seine Unterhose war im Vergleich zu seinem Genital geradezu taufrisch.

Im inoffiziellen Fachjargon nennen wir das einen entzündeten Parmesanpimmel. Ich weiß, ein ekelhafter Ausdruck, aber er beschreibt den Zustand ziemlich treffend. Wenn Mann sein Geschlechtsteil nämlich nicht regelmäßig wäscht, entstehen unter der Vorhaut weiße Ablagerungen, die tatsächlich so wie Parmesan aussehen.

Bei Hartmut B. quoll die schmierige, weiße Masse schon unter der verengten Vorhaut hervor. Dennoch schimmerte seine Eichel leuchtend rot, teilweise war sie bereits dunkelrot verfärbt. Aufgrund der mangelnden Körperhygiene hatte er vermutlich zusätzlich eine aufsteigende Harnwegsinfektion, was die Schmerzen beim Wasserlassen erklären würde.

Keine Frage, es gab Handlungsbedarf.

»Ich werde Ihr Genital schon mal für die Untersuchung vorbereiten«, sagte ich mit innerem Entsetzen. Der Mann nickte nur.

Mit Handschuhen und Mundschutz ausgestattet – und immer noch durch den Mund atmend – versuchte ich dann, den Penis vorsichtig zu reinigen. Durch die Verengung und den Dreck hatten es sich Pilze und Bakterien in dieser schattigen Ecke schön gemütlich gemacht und zu einer schweren Infektion geführt.

»Was passiert denn jetzt noch?«, fragte mich Hartmut B. verunsichert.

»Unser Urologe ist sofort hier«, erklärte ich ihm. »Wir werden Ihre Vorhaut behandeln müssen, eventuell operativ. Dann wird es Ihnen bald besser gehen.«

Stirnrunzelnd sah mich der Mann an.

»Operativ? Was soll das heißen?«

»Das ist nur ein kleiner Eingriff, da müssen Sie sich keine Sorgen machen«, versuchte ich, den alten Mann zu beruhigen. »Das ist ein ambulanter Eingriff, nach ein paar Stunden können Sie nach Hause.«

»Das meinte ich nicht«, sagte Herr B. »Ich wollte wissen, was genau Sie da operieren wollen.«

»Unser Urologe wird Ihnen das genau erklären«, antwortete ich, während ich ein gefühltes Kilo Käseschmiere von seiner Eichel kratzte. »Eventuell muss Ihre Vorhaut entfernt werden. Das ist keine große Sache.«

Hartmut B. zuckte zusammen, als wäre er vom Blitz getroffen.

»Sie wollen ein Stück meines Penis' amputieren?«, fragte er mit entsetzter Stimme.

»Also, so würde ich es nicht ...«

Doch er ließ mich nicht ausreden.

»Das kommt überhaupt nicht infrage! Seit sechsundsiebzig Jahren gehe ich nun mit diesem Penis durch die Welt, da werde ich es nicht zulassen, dass Sie ihn halbieren!«

»Das hat auch niemand gesagt«, redete ich ihm gut zu. »Da bleibt alles so, wie es ist. Einzig die Vorhaut ...«

Wieder ließ er mich nicht zu Ende reden.

»Und Beischlaf?«

»Wie bitte?«

»Werde ich weiterhin Beischlaf ausüben können?«

Einen Moment lang war ich platt. Dass dieses rote, schwer entzündete, verklebte Ding, das ich zwischen meinen Gummihandschuhen hielt, für solche Handlungen eingeplant sein sollte, schien mir unvorstellbar.

»Natürlich«, sagte ich zögerlich. »Für ein paar Wochen wird es vielleicht nicht gehen, aber dann ...«

»Na toll«, unterbrach mich Hartmut B. erzürnt. »Für ein paar Wochen. Wissen Sie, was ein paar Wochen in meinem Alter sind? Eine halbe Ewigkeit! In ein paar Wochen könnte ich längst tot sein!«

Ja, gestorben an einer Pimmelnekrose, dachte ich, sagte aber:

»Ihre Frau wird das bestimmt verstehen.«

»Wird sie nicht. Ich bin Witwer.«

»Na dann Ihre Lebensgefährtin«, sagte ich.

»Hab ich genauso wenig. Ich habe wechselnde Bekanntschaften, wo ich meinen Mann stehen muss.«

Offensichtlich fiel mir die Kinnlade herunter, denn Herr B. fühlte sich genötigt, mich mit weiteren Details aus seinem Privatleben zu versorgen.

»Wenn ich zu einer Seniorenveranstaltung gehe, bin ich immer der Hahn im Korb. Gibt ja kaum noch Männer in meinem Alter, sind doch alle tot. Aber Frauen! Die gibt es! Und zwar jede Menge! Na ja und da ...«

Ich hätte mir am liebsten die Ohren zugehalten und ein lautes Lied angestimmt, um die weiteren Ausführungen nicht hören zu müssen. Selten war ich so dankbar, die vertraute Stimme unseres gut gelaunten Urologen zu hören.

»Hoppla, was haben wir denn hier?«, sagte Dr. Uwe M. fröhlich und betrachtete interessiert das mehr oder weniger gute Stück von Herrn B.

»Eine schwere Infektion an der Eichel. Ich vermute außerdem eine Prostatavergrößerung und einen aufsteigenden Harnwegsinfekt«, erklärte ich ihm kurz. »Ich muss weg. Nach dem Oberschenkelhals in der Drei schauen.«

Schnell sprang ich auf. Dr. M. sah mich grinsend an und nickte nur kurz.

Als ich aus der Behandlungskabine raus war, holte ich tief

Luft und schüttelte mich kräftig. Dann war es wieder gut, und ich war selbst überrascht, wie schnell ich solche Sachen mittlerweile abhaken konnte (und musste).

* * *

Natürlich wird in einer Notaufnahme streng auf Hygiene geachtet. Heutzutage jedenfalls. In meiner Anfangszeit als Krankenschwester gab es durchaus einen Arzt, der mit blutigen Handschuhen Verbandsmaterial aus dem Schrank heraussuchte und danach den Patienten munter weiter versorgte. So etwas gehört zum Glück der Vergangenheit an. In Zeiten, in denen das Thema Krankenhauskeime hochaktuell und enorm brisant ist, leistet sich niemand mehr solche Fauxpas.

Dafür sorgen andere.

Es gibt Momente, da kommt man selbst mit der strengsten Hygiene nicht weiter. So auch an dem Abend, als Hubert S. in die Notaufnahme eingeliefert wurde und ich mich fragte, warum ich eigentlich dauernd das gesamte Mobiliar desinfiziere und peinlich genau darauf achte, alles keimfrei zu halten.

Hubert S. hatte bis auf eine Platzwunde an der Stirn keine Verletzungen. Er war offensichtlich betrunken, aber ich hatte nicht den Eindruck, dass der Grad seiner Trunkenheit besonders besorgniserregend war. Jedenfalls hatte ich schon deutlich Schlimmeres erlebt.

Vielleicht lag es aber auch an seinem Erscheinungsbild, dass ich Hubert S. nicht so viel Aufmerksamkeit schenkte. Er war Anfang sechzig und eigentlich recht gepflegt. Er trug eine beigefarbene Cordhose und ein hellblaues Hemd, auf dem einige Blutflecke zu sehen waren, die von seiner Platzwunde stammten. Im Gegensatz zu den anderen Betrunkenen, die ständig in die Notaufnahme gebracht wurden, wirkte er überaus seriös. Offensichtlich war er kein Obdachloser oder Junkie, und somit bestand die begründete Hoffnung, dass er sich trotz seines Zustandes einigermaßen zu benehmen wusste.

Hubert S. war ansprechbar, wenngleich auch recht müde. Jedenfalls nickte er immer wieder weg. Nachdem wir seine Platzwunde genäht und schwerere Kopfverletzungen ausgeschlossen hatten, beschlossen wir, ihn auf seiner Liege schlafen zu lassen. Sollte er doch erst mal seinen Rausch auskurieren.

Die Liege von Hubert S. war durch einen bodenlangen Gummivorhang von den Nachbarliegen getrennt. Links neben ihm lag Gertraud W., eine rüstige Dame Ende siebzig, die mit einem offenen Knochenbruch zu uns gebracht worden war.

Frau W. war in ihrer Wohnung gestürzt und hatte sich den Unterarm so unglücklich gebrochen, dass Elle und Speiche aus der Haut hervorragten. Kein schöner Anblick, besonders nicht für die alte Dame, die sich nach der ersten Aufregung aber schnell wieder gefangen hatte. Wer den Krieg überstanden hatte, der überstand auch einen Armbruch, hatte sie mir tapfer erklärt.

Sie hatte bereits ein Mittel gegen die Schmerzen bekommen und wartete nun auf den Chirurgen, der sich erst um ein schwerstverletztes Unfallopfer kümmern musste. Wenn Hochbetrieb in der Notaufnahme herrscht, müssen die leichteren Fälle warten. So ist das leider.

Da Frau W. nicht mehr an Schmerzen litt und ihr Kreislauf stabil war, trug sie die Wartezeit mit Fassung.

»Zu Hause wartet ja keiner auf mich«, sagte die verwitwete Frau. »Isch verpass ja nix.«

Munter verwickelte sie mich immer wieder in ein Schwätzchen, während ich mich um die anderen Patienten kümmerte. Dabei achtete sie penibel darauf, dass ihr Blick nicht auf den Bruch fiel, der mit einem sterilen Verband abgedeckt war. Die Angst vor Krankenhauskeimen und einer möglichen Infektion beschäftigten sie sehr.

»Isch kann da nisch hingucken«, sagte sie im breitesten Kölsch. »Wenn isch mir vorstelle, wat da jetzt an Bakterien rankommt, da wird mir janz anders.«

»Machen Sie sich keine Sorgen«, beruhigte ich sie. »Ihr Verband ist ganz steril und keimfrei. Solange sie ruhig auf ihrer Liege bleiben, passiert nichts.«

Während ich mit dem Rücken zu Frau W. die Handverletzung eines anderen Patienten verband, erzählte die alte Dame munter aus ihrem Leben. Dabei sparte sie nicht mit Pointen und deftigen Witzen, und so erfuhr ich nebenbei eine Menge über Köln in der Nachkriegszeit, über die aufwendige Pflege des verstorbenen Herrn W. und über die vier Enkelkinder von Frau W., die ihre Oma regelmäßig besuchten.

»Dat sind prima Kinder«, sagte Frau W. »Der Jüngste ist jetzt drei und lernt gerade, aufs Töpfchen zu gehen. Niedlich, sage ich Ihnen, niedlich.«

Mit einem Mal veränderte sich Frau W.s Stimme.

»Der pisst! Der pisst! Verdammt, der pisst mich voll!«

Diese Wendung in Frau W.s Enkelkindergeschichten überraschte mich zwar, andererseits erzählte die alte Dame ja die ganze Zeit schon Anekdoten aus ihrem Leben, insofern schenkte ich diesem Ausbruch keine große Beachtung.

»Ja, ja, irgendwann werden sie alle trocken«, sagte ich stattdessen und kümmerte mich weiter um meinen Verbandswechsel.

»Hilfe! Der pisst mich total voll!«, schrie Frau W. aufgebracht. »Verschwinden Sie! Hauen Sie ab!«

Erschrocken drehte ich mich um und sah, wie Hubert S. mit halb geöffneten Augen vor Gertraud W. stand und auf die alte Dame urinierte.

In Sekundenschnelle war ich bei ihm und riss ihn fort von Frau W. Zum Glück war Hubert S. gerade fertig geworden, so dass ich nichts mehr abbekam. Glück für mich zumindest, denn leider bedeutete das auch, dass die gesamte Ladung Frau W. erwischt hatte und diese nun tropfend und triefend vor mir lag. Die alte Dame war pitschnass und außer sich. Zu Recht.

»Was ist denn mit Ihnen los?«, schrie ich Hubert S. an. »Sind Sie irre?«

Herr S. war sich keiner Schuld bewusst. Er murmelte nur »... musste mal ... was'n los? ... warum schreien alle?«, zog dann taumelnd den Reißverschluss hoch und legte sich wieder auf die Liege. Laut schnarchend schlief er dort weiter.

Betrunken und im Halbschlaf hatte er die Nachbarliege mit der Toilette verwechselt.

Als er nach ein paar Stunden wieder so weit ausgenüchtert war, dass wir ihn entlassen konnten, schämte Hubert S. sich abgrundtief. Der Geschäftsmann, der nach einem erfolgreichen Vertragsabschluss zu viel getrunken hatte und gestürzt war, war entsetzt über sein Verhalten und bestand darauf, sich bei der inzwischen operierten Frau W. zu entschuldigen.

Eigentlich hielt ich nichts von der Idee, aber da der Mann derart peinlich berührt war und nicht aufhören wollte, zu bitten und zu betteln, zeigte ich ihm schließlich Frau W.s Zimmer. Ich ermahnte ihn, sich so kurz wie möglich zu halten, aber so weit sollte Hubert S. nicht kommen.

Gertraud W.s Stimme überschlug sich fast, als er in ihrer Tür stand. Laut und schrill tönte es über den gesamten Flur:

»Die Toiletten sind am Ende des Gangs! Raus hier, raus hier!«
Danach schlug krachend ein Mineralwasserglas neben Hubert S. ein, der daraufhin sofort das Weite suchte.

* * *

Ich zähle durchaus zu den Schwestern, die das Gespräch mit den Patienten suchen. Ich finde es immer besser, die Dinge zu besprechen, anstatt sie einfach wortlos zu übergehen. Kommunikation macht uns Menschen doch aus, nur so können wir den anderen verstehen und unsere Probleme erkennen und lösen. Solange ein Patient ansprechbar ist, rede ich also mit ihm.

Doch es gibt Patienten, bei denen jedes Wort überflüssig ist, bei denen man sich die Diskussion besser spart, weil schnell klar ist, dass sie sowieso nichts bringt. So auch im Fall von Annette V. ...

Mit einer schweren Infektion wurde Frau V. zu uns in die Notaufnahme gebracht. Sie war auf der Straße gestolpert und konnte nicht mehr weitergehen, sodass Passanten den Rettungsdienst riefen. Ihr linkes Bein wollte einfach nicht mehr, und als ich es mir ansah, verstand ich auch, warum. Eine ca. zehn Zentimeter große, offene Wunde prangte auf ihrem Schienbein. Sie war völlig vereitert und dringend behandlungsbedürftig.

»Ich weiß auch nicht, wie es so weit kommen konnte!«, jammerte die 62-jährige Frau. »Ich habe mich irgendwo gestoßen, es war nur eine Schramme, aber jetzt sieht es so aus, und ich kann kaum noch laufen!«

»Sind Sie Diabetikerin?«, fragte ich Frau V., die mich nur ratlos ansah.

»Dia was?«

Schon da hätten meine Alarmglocken läuten müssen. Natürlich erwarte ich von niemandem ein detailliertes medizinisches Fachwissen, aber Diabetes? Das hat man doch schon mal gehört, oder liege ich da falsch?

Wie sich nach einigen Untersuchungen herausstellte, handelte es sich bei der Dame nicht um eine Diabetikerin. Die Wunde hatte sich einfach so entzündet. Das kann vorkommen, wenn die Hygiene vernachlässigt wird oder jemand ein Drogen- oder Alkoholproblem hat. Ähnlich wie bei Diabetikern ist nämlich bei Suchtkranken die Infektionsgefahr deshalb so riesig, weil die Wundheilung gestört ist.

Alkoholikerin war Frau V. allerdings ebenso wenig wie ein Junkie.

»Kann es sein, dass Sie Ihre Körperhygiene etwas vernachlässigt haben?«, fragte ich sie freundlich.

»Die was?«

»Ihre Körperpflege. Waschen, Duschen – an die Wunde darf kein Dreck kommen.«

Empört sah die Frau mich an. »An die Wunde ist noch nie Dreck gekommen! Bei mir zu Hause ist alles picobello!«

Irgendwie klang das für mich nicht glaubhaft.

Nachdem ich die Wunde gereinigt und verbunden hatte, durfte Frau V. wieder nach Hause gehen. Der Doktor gab ihr noch ein Antibiotikum mit und schärfte ihr ein, dass sie unbedingt alle zwei Tage zum Verbandwechseln zu uns kommen sollte.

»Wenn Ihnen das zu weit ist, dann gehen Sie zu Ihrem Hausarzt«, sagte ich zum Abschied. »Auf jeden Fall muss alle zwei Tage ein neuer Verband drauf!«

»Ja natürlich, ich weiß Bescheid«, sagte Frau V.

Drei Wochen später sah ich sie wieder. Ein Blick genügte

mir, um zu sehen, dass mein Verband die ganze Zeit über auf der Wunde gewesen war.

Ich erspare Ihnen eine ausführliche Beschreibung, denn ehrlich, ich bin mir sicher, Ihnen würde sofort schlecht werden.

Für einen Moment überlegte ich, Frau V. eine Standpauke zu halten. Aber was würde das bringen? Wen es nicht weiter störte, drei Wochen mit einem stinkigen, versifften Verband herumzulaufen, den dürfte ein bisschen Schimpfe von einer Krankenschwester auch nicht sonderlich beeindrucken.

»Wie ist es mit den Schmerzen?«, erkundigte ich mich stattdessen, während ich vorsichtig begann, den Verband abzulösen.

»Viel besser!«, sagte Frau V. strahlend. »Ich merke nichts mehr!«

Das gab mir angesichts dessen, was ich vor mir sah, nun wirklich zu denken. Doch bevor ich darauf eingehen konnte, biss ich mir erschrocken auf die Unterlippe.

»Oh nein ...«

»Was ist passiert?«, fragte Frau V. ahnungslos. »Haben Sie zu Hause den Herd angelassen? Oder sonst was vergessen?«

Nein, ich hatte nichts vergessen. Frau V. hatte vergessen, ihren Verband zu wechseln, und das war schamlos ausgenutzt worden – von Maden, die es sich in ihrer Wunde gemütlich gemacht hatten. Jetzt war auch klar, warum Frau V. keine Schmerzen mehr verspürte. Das Gewebe war abgestorben und von den Maden mit gesundem Appetit verzehrt worden. Die Frau hatte Glück, dass sie sich keine Blutvergiftung eingefangen hatte.

Da ich Ihnen schon die Beschreibung des Verbands erspart habe, will ich mir die der Wunde nun erst recht verkneifen. Womöglich müssten Sie sich sonst übergeben.

Wenigstens musste Frau V. nicht operiert werden, die Maden hatten ganze Arbeit geleistet. Mit einem frischen Verband konnte sie entlassen werden.

»Passen Sie gut auf sich auf«, ermahnte ich sie. »Und achten Sie vor allen Dingen darauf, dass die Wunde sauber bleibt.«

Kopfschüttelnd sah Frau V. mich an.

»Sauber, sauber, sauber! Sie hören sich schon an wie meine Tochter«, sagte sie und äffte deren Stimme nach. »Mama, du solltest endlich mal aufräumen! Der Müll muss aus der Wohnung! Hier kommt man ja kaum noch durch! Blablabla. Ich kann es nicht mehr hören.«

Genervt und auf zwei Krücken gestützt, humpelte Frau V. aus dem Krankenhaus.

Und da war mir endgültig klar, dass jede weitere Diskussion über Hygiene überflüssig war. Gutes Zureden hat bei einem Messie leider noch nie etwas gebracht. Eine Psychotherapie wäre das einzig Richtige für sie, und ich nahm mir vor, Frau V. beim nächsten Verbandwechseln darauf anzusprechen.

Ich sollte sie jedoch nie wiedersehen. Dafür bekam ich die Nummer ihrer Tochter heraus und telefonierte einige Tage später mit ihr. Sie versprach, sich besser um ihre Mutter zu kümmern, und ich hoffe, dass sie das auch getan hat.

* * *

Bevor man für die Benutzung einer Bahnhofstoilette bezahlen musste, war es um die Sauberkeit an diesen Örtlichkeiten bekanntermaßen gar nicht gut bestellt. Wer kein Junkie war und trotzdem ein Bahnhofsklo aufsuchte, der beeilte sich, sein dringendes Bedürfnis so schnell wie möglich hinter sich zu bringen.

So ging es auch Claus H. Nach einer sechsstündigen Zugfahrt kam er endlich am Kölner Hauptbahnhof an. Hatte er im Zug noch geglaubt, er könne es bis zu Hause aushalten, machte ihm seine Blase auf dem Bahnsteig überdeutlich klar, dass daraus nichts werden würde.

Als er in die Toiletten rannte und sich erleichtern konnte, hatte er nur einen Gedanken: so schnell wie möglich ab nach Hause und unter die Dusche.

Also schnell den Reißverschluss hoch und – tja. Da war es passiert. Claus H.s Vorhaut war in die Fänge des Zippers geraten. Es gab kein Vor und kein Zurück, die Zähne des Reißverschlusses hatten sich in den Penis verbissen. Eine schmerzhafte und zugleich auch peinliche Angelegenheit. Wie sollte er so bloß zu einem Taxi kommen? Mit einem blutigen, halb aus der Hose hängenden, im Reißverschluss verwickelten Penis lief schließlich keiner gerne durch eine belebte Bahnhofshalle.

Claus H. knotete sich seine Jacke um die Hüften, biss die Zähne zusammen und bestieg ein Taxi. Leichenblass kam er so zu uns in die Notaufnahme und schilderte mir, was passiert war.

»Sie müssen mich befreien, Schwester«, stöhnte er. »Wenn's geht, schnell.«

»Ich werde mich bemühen«, erwiderte ich und schaute mir das Dilemma an.

Wenn Sie glauben, man hätte das gute Stück mit einem ordentlichen Ruck wieder befreien können, dann irren Sie sich. Hätte ich das getan, hätte ich dem armen Mann vermutlich die komplette Vorhaut abgerissen. Jeder einzelne Zahn des Reißverschlusses hatte sich um ein Stück Vorhaut gewickelt – oder umgekehrt. Eine Sisyphusarbeit stand uns bevor.

Für Dr. Uwe M. stand recht schnell fest, dass die Zeit für seinen Einsatz noch nicht gekommen war.

»Fangen Sie schon mal an, Schwester. Ich schicke Ihnen dann Dr. H. zum Nähen«, sagte er und eilte zu einem anderen Patienten.

»Dann wollen wir mal«, sagte ich betont munter und griff zum Skalpell. Claus H. wurde noch blasser, als er es eh schon war.

»Was zur Hölle ...?«

»Der Reißverschluss«, sagte ich. »Ich muss den Reißverschluss aus der Hose schneiden, sonst kann ich da nicht richtig ran.«

Vorsichtig schnitt ich dem jungen Mann also die Hose kaputt. Dabei beobachtete er mich nervös, und ich hatte durchaus Verständnis dafür. Wäre ich mit dem Skalpell abgerutscht, hätte das seine Situation deutlich verschlimmern können.

Am Ende waren Hose und Reißverschluss voneinander getrennt, und ich konnte mich um das eigentliche Problem kümmern. Nachdem Claus H. etwas gegen die Schmerzen bekommen hatte, löste ich den Zipper Zahn für Zahn von seinem Penis ab. Das Wort »Fummelei« erschien in diesem Augenblick in einem völlig neuen Licht.

Der Reißverschluss war ab, jetzt musste Claus H. nur noch genäht werden. Danach konnte er nach Hause gehen.

»Äh ... wie soll ich denn jetzt gehen?«, fragte er vorsichtig, als ich ihn verbunden hatte.

»Wieso?«, fragte ich. »Haben Sie noch solche Schmerzen?«

»Nein, nein, aber meine Hose ist doch im Eimer.«

Stimmt. Ich hatte die Hose ja eigenhändig kaputt geschnitten, eigentlich bestand sie nur noch aus ein Paar Beinen.

»Ich gebe Ihnen eine OP-Hose«, sagte ich ihm lächelnd

und reichte ihm eine der grünen, weiten Hosen, die er angesichts seines Verbands im Schritt sowieso viel besser tragen konnte als seine enge Jeans.

Am nächsten Tag erschien Claus H. mit einem dicken Blumenstrauß bei uns in der Notaufnahme.

»Ich konnte mich gestern gar nicht richtig bedanken«, sagte er und reichte mir den Strauß. »Es war wirklich super, dass Sie mir noch eine Hose besorgt haben. Echt. Ich bin vor der Tür tatsächlich meinem Chef in die Arme gelaufen und ehrlich, wenn ich mir überlege ... oh Gott. Aber dank der OP-Hose hat der nichts gemerkt. Vielen Dank noch mal.«

Gerührt sah ich ihm nach, wie er verschwand, und freute mich, einem Patienten auch jenseits der normalen Wundversorgung geholfen zu haben.

* * *

Eigentlich war das Leiden von Gerda U. kein Fall für die Notaufnahme, und vermutlich hätte ich jeden anderen Patienten mit ähnlichen Beschwerden an den Hausarzt verwiesen.

Doch Gerda U. war 97 Jahre alt und alleinstehend. Die rüstige alte Dame war seit über dreißig Jahren verwitwet, und ihre einzige Tochter lebte in den USA. Freunde hatte sie auch keine mehr, ein Schicksal, das viele alte Menschen mit ihr teilten. Gerda U. hatte alle ihre Freunde zu Grabe getragen, sie war als Einzige übrig geblieben.

All das erzählte sie mir innerhalb der ersten fünf Minuten unseres Kennenlernens. Es war Sonntagmittag, die Zeit, in der die Einsamkeit bei alleinstehenden alten Menschen besonders böse zuschlägt. Viele gehen sonntagmorgens noch in die Kirche, aber danach, wenn alle anderen sich mit ihren Familien zum Mittagessen niederlassen, sind sie allein.

»Mir tut der Fuß so weh!«, sagte Gerda U. »Ich kann kaum laufen.«

»Sind Sie umgeknickt oder gestürzt?«

»Nee, nee, das kommt von meinem Hammerzeh! Der macht mir seit Jahren Kummer. Nach'em Krieg ging das los ...«

Himmel! Sprach sie etwa vom zweiten Weltkrieg?

»... der Winter '45 war so hart ...«

Tatsächlich!

»... da hab ich mir Erfrierungen an dem Fuß geholt. Direkt auf dem Hammerzeh. Der hat sich nie wieder erholt.«

»Sie meinen, Sie haben seit 1945 Schmerzen?«

»Im Prinzip ja.«

»Und damit kommen Sie jetzt, nach über 65 Jahren, in die Notaufnahme?«, lag es mir auf der Zunge, aber natürlich verkniff ich mir diesen Kommentar.

»Dann kommen Sie mal mit«, sagte ich stattdessen freundlich. »Können Sie bis zum Behandlungsraum laufen, oder soll ich Ihnen einen Rollstuhl holen?«

»Einen Rollstuhl? Machen Sie Witze? Kein Mensch kriegt mich da jemals rein!«

Ich bot ihr lächelnd meinen Arm an, damit sie sich darauf abstützen konnte, doch auch der wurde ausgeschlagen.

»Junge Frau«, meinte die alte Dame tadelnd. »Ich habe den Krieg und zwei Ehemänner überlebt, ich komme gut alleine zurecht.«

Und so humpelte sie stöhnend durch den Gang, bis wir am Behandlungszimmer angekommen waren.

»Dann zeigen Sie mir doch bitte mal Ihren Fuß«, sagte ich, nachdem sie sich gesetzt hatte.

Vorsichtig zog sie ihren rechten Schuh aus, und ein blütenweißer Strumpf kam zum Vorschein, den sie ebenso vorsichtig auszog.

Der Zeh neben dem großen Zeh war gebogen wie eine Kralle. Hühneraugen zierten ihn und waren auch auf dem Rest des Fußes zu sehen, was bei alten Menschen allerdings häufiger vorkommt. Keines der Hühneraugen war jedoch durch einen speziellen Polsterverband oder ein Hühneraugenpflaster abgedeckt. Kein Wunder, dass Gerda U. Schmerzen hatte. Nur vom Hammerzeh kamen sie jedenfalls nicht, Hühneraugen konnten eine sehr schmerzhafte Angelegenheit sein.

»Ich brauche den Vergleich zu Ihrem linken Fuß«, sagte ich. »Häufig kommt so eine Zehenfehlstellung an beiden Füßen vor. Und falls Sie dort auch Hühneraugen haben, sollten wir die gleich mit versorgen.«

»Links ist nichts!«, sagte Gerda U. schnell.

»Ich schaue es mir mal an«, entgegnete ich. »Ziehen Sie bitte Ihren Schuh aus.«

»Nein!«

Ich sah die alte Dame überrascht an. Wieso verweigerte sie sich plötzlich der weiteren Untersuchung?

»Es wird nicht wehtun ...«

»Ach, darum geht es doch gar nicht.« Gerda U. klang nun fast weinerlich.

»Aber um was geht es denn dann? Ich will mir den Fuß doch nur anschauen!«

Schweigen.

»Ich bin nicht darauf eingerichtet«, stieß die alte Dame schließlich beinahe trotzig hervor.

Ich brauchte einen Moment, bis der Groschen bei mir fiel.

»Das macht mir nichts, glauben Sie mir«, beruhigte ich sie. Ein Trugschluss.

Nach weiterem guten Zureden zog Gerda U. schließlich ihren linken Schuh aus. Zum Vorschein kam das exakte Gegenteil vom blütenweißen rechten Strumpf: ein bräunlicher, zerlöcherter und unglaublich übel riechender Ex-Strumpf zierte ihren linken Fuß, und für einen Moment schoss mir der Gedanke durch den Kopf, dass sich dieses Etwas vielleicht auch schon seit 1945 an Gerda U.s Fuß befand, so wie der Hammerzeh am anderen.

»Ich kann mich nicht mehr so gut bücken, und dann fällt es mir so schwer, die Füße zu waschen, deshalb hab ich nur den einen hergerichtet ... ich wusste doch nicht, dass Sie beide ...«, murmelte Gerda U. dabei die ganze Zeit vor sich hin.

»Ist überhaupt kein Problem«, log ich und atmete nur noch durch den Mund.

Es ist erstaunlich, wie übel ein Fuß stinken kann. Tatsächlich hatte dieser Fuß mit Hammerzehen aber keine Probleme.

»Okay, den werfen wir jetzt besser weg«, bestimmte ich und merkte, wie nasal meine Stimme dabei klang. Ich entsorgte den Stofffetzen, der einmal ein Strumpf war, verabreichte der Frau ein Fußbad und bastelte ihr danach aus einem Schlauchverband einen neuen Strumpf.

Dann behandelte ich ihre Hühneraugen und versorgte ihren Hammerzeh mit Polsterverbänden. Zum Abschied gab ich ihr noch eine Extralösung für ein schmerzlinderndes Fußbad mit.

»Darin baden Sie heute Abend Ihre Füße«, sagte ich ihr und fügte schnell noch ein »beide« hinzu.

Gerda U. nickte mir zu und humpelte davon. Und während ich ihr hinterherschaute fragte ich mich, wie diese fast 100-Jährige alte Dame wohl mit ihrem Fußbad alleine zurechtkommen würde.

Wer den Krieg und zwei Ehemänner überlebt hatte, der würde auch das schaffen – hoffte ich.

* * *

Nicht nur der ein oder andere Patient hat eine eigenwillige Vorstellung davon, was Hygiene ausmacht, auch bei einigen Ärzten liegt die Toleranzschwelle eindeutig an anderer Stelle als bei mir.

Es war ein schöner, sonniger Morgen, als ich das Krankenhaus verließ. Die meisten Leute können sich nach einer Nachtschicht nicht direkt ins Bett legen und schlafen – ich bin da keine Ausnahme. Schließlich geht kaum einer direkt nach Feierabend ins Bett. Und da das Wetter mitspielte, beschloss ich, mir irgendwo ein Frühstück auf die Hand zu holen und über den Flohmarkt zu schlendern, der ein paar Straßen weiter stattfand. Um die Uhrzeit müsste man noch ein paar gute Schnäppchen machen können, dachte ich.

Ich konnte nicht ahnen, welche Sorte Schnäppchen an diesem Tag angeboten wurden.

Mit einem Käsebrötchen in der einen und einem Milchkaffee in der anderen Hand, schlenderte ich durch die mit Büchern und Trödel bepackten Tische. Es war noch nicht viel los, nur langsam füllte sich der Flohmarkt.

»Der ist nagelneu, ich hab ihn nur ein paarmal benutzt. Funktioniert einwandfrei. Ehrlich, da ist nichts dran«, hörte ich einen Mann hinter mir sagen.

Die Stimme kannte ich doch. Ich drehte mich um und sah direkt in das Gesicht unseres frisch promovierten Assistenzarztes Dr. Guido B. Als er mich erkannte, wurde er knallrot im Gesicht.

Zu Recht.

»Was wollen Sie dafür haben?«, fragte der junge Mann Dr. B. und sah sich den leuchtend roten Mixstab noch mal genau an.

»Äh ... zehn Euro.«

»Acht.«

»Okay.«

Der junge Mann gab Dr. B. das Geld und ging zufrieden weiter.

Guido B. versuchte, meinem Blick auszuweichen und starrte verlegen vor sich hin, als ich zu ihm kam.

»Sagen Sie, habe ich das gerade richtig gesehen?«, fragte ich den jungen Kollegen fassungslos.

»Äh ...«

Guido B. fehlten die Worte.

»War das DER Mixstab???«

»Ähm ... Schwester Anna, bitte, erzählen Sie es niemandem, ja?«, sagte er verlegen. »Ich habe ihn desinfiziert, sehr gründlich sogar. Ehrlich. Da ist nichts dran.«

»Dann hätten Sie ihn ja selbst benutzen können!«, sagte ich empört.

»Iiih. Das wäre ja ekelhaft ...«

»Eben!«

Guido B. seufzte ertappt. Er wusste, dass ich ihn häufig genug bei seiner Forschungsarbeit gesehen hatte.

Er hatte seine Dissertation über eine bestimmte Sorte Darmbakterien geschrieben. Aus diesem Grund musste der junge Assistenzarzt verschiedene Stuhlproben von Patienten mit unterschiedlicher gesundheitlicher Verfassung untersuchen. Um Konsistenzunterschiede auszugleichen, mussten die Proben püriert werden – Sie ahnen, womit der junge Doktorand das vollbracht hatte.

Ich hatte Guido B. nicht nur einmal dabei beobachtet, wie er sie mit einem leuchtend roten Mixstab bearbeitete.

»Das Ding war nagelneu! Ich habe es nur ein paarmal benutzt! Und jetzt ist es frisch desinfiziert! Wenn man nicht weiß, wofür es mal im Einsatz war, kann man es doch noch gut gebrauchen!«

Kopfschüttelnd ging ich weiter und warf meinen Milchkaffee an der nächsten Ecke in den Mülleimer. Die Vorstellung, womit die Milch womöglich aufgeschäumt worden war, nahm mir jeglichen Appetit.

* * *

Hygiene hat viele Gesichter. Und gerade in der Notaufnahme werden wir Mitarbeiter manchmal wie aus dem Nichts mit spannenden diesbezüglichen Situationen konfrontiert. Wenn man so eng mit Menschen arbeitet, gerade mit kranken Menschen, dann kann sich einfach alles innerhalb von wenigen Sekunden ändern. Aus einer vormals hygienisch sterilen Wand kann etwa ratzfatz das genaue Gegenteil werden.

Das passierte beispielsweise an dem Tag, als Wolfgang J. zu uns gebracht wurde. Der 52-jährige Mann saß in einem Spezialrollstuhl für adipöse Patienten und war so dick, dass er selbst in solch einem Rollstuhl eingepfercht wirkte. Er hatte starke Rückenbeschwerden, was angesichts seines Gewichts wenig verwunderlich war.

»Ich muss mir irgendwas eingeklemmt haben«, stöhnte er. »Mir war die Fernbedienung runtergefallen, und als ich mich vom Sofa runterbeugen und sie aufheben wollte, hat es irgendwie ›knack‹ gemacht. Vielleicht können Sie das kurz einrenken?«

So einfach würde es bestimmt nicht werden, das sah ich auf den ersten Blick. Kein Chiropraktiker wäre in der Lage, bei dieser Körperfülle überhaupt eine zuverlässige Diagnose zu stellen. Immerhin brachte Wolfgang J. fast 200 Kilo auf die Waage.

Unter enormen Anstrengungen legte er sich mithilfe von zwei Pflegern auf eine Liege – und verspürte sofort Erleichterung.

»Im Liegen ist es deutlich besser«, sagte er.

»Ja, Ihre Wirbelsäule wird so weniger belastet als im Sitzen«, erklärte ich ihm. »Vielleicht haben Sie sich auch gar nichts ausgerenkt. Vielleicht haben Sie sich bei einer falschen Bewegung einfach etwas gezerrt. Der Arzt wird gleich hier sein und sich das mal anschauen.«

Wolfgang J. nickte. Doch dann verzog er peinlich berührt das Gesicht.

»Schwester, ich glaube, ich muss mal. Und zwar so richtig.«

»Keine Sorge, wir helfen Ihnen zur Toilette«, beruhigte ich ihn.

Das erwies sich als ausgesprochen schwierig. Unsere beiden Pfleger waren zwar zwei junge sportliche Männer, aber sie hatten deutliche Probleme, den übergewichtigen Herrn J. hochzuhieven. Denn der konnte überhaupt nicht mithelfen, sondern lag einfach nur schlapp und schwer da. Mal eben 200 Kilo hochziehen, nein, das konnten selbst meine starken Pfleger nicht schaffen. Schon gar nicht, wenn die Zeit eilte.

»Ich muss jetzt ganz dringend!«, jammerte Wolfgang J. »Ich halte es kaum noch aus!«

Der Mann geriet langsam aber sicher in Panik. Er war knallrot im Gesicht und hatte Schweißperlen auf der Stirn.

»Bitte, Schwester, tun Sie doch was! Ich will mir nicht in die Hose machen!«

»Bettpfanne«, stieß ich hervor und eilte zum Schrank.

Nun galt es, die 200 Kilo Lebendgewicht auf die Bettpfanne zu bekommen, was ebenfalls eine Herausforderung war. Zu dritt rollten wir ihn mit gemeinsamen Kräften auf die Pfanne und schafften es förmlich in letzter Sekunde.

»Das dauert jetzt ein bisschen, bis ich ganz fertig bin«, sagte Wolfgang J. erleichtert.

»Kein Problem. Machen Sie ganz in Ruhe. Rufen Sie uns

einfach, wenn Sie fertig sind«, sagte ich und verließ zusammen mit den Pflegern den Raum.

Während wir draußen warteten, überlegten wir, wie die weiteren Untersuchungen wohl aussehen könnten. Ins CT würde der Mann nicht passen, aber röntgen müsste möglich sein, wenn der Arzt es für nötig halten sollte. Aber würde die Liege im Röntgenraum sein Gewicht aushalten? Und würden wir ihn sonst im Sitzen röntgen können?

Doch bevor wir uns um diese Fragen kümmern konnten, galt es, ein ganz anderes Problem zu beseitigen.

»Fertig!«, rief Wolfgang J. von innen.

Gemeinsam mit den beiden Pflegern betrat ich wieder den Raum.

»Okay, dann wollen wir mal«, sagte ich, und wir versuchten, Wolfgang J. wieder gemeinsam von der Bettpfanne zu rollen.

Und dann passierte das Unglaubliche.

Zwar schafften wir es, den Patienten zur Seite zu drehen, aber die Bettpfanne löste sich nicht von seinem Gesäß. Durch sein Gewicht hatte er so fest darauf gesessen, dass ein Vakuum entstanden war. Die Bettpfanne hatte sich festgesaugt und hing wie angenagelt an seinem Allerwertesten.

»Oh nein, das kann doch nicht wahr sein ...«, murmelte ich und versuchte, mir nichts anmerken zu lassen. Denn so komisch eine solche Situation im Nachhinein auch sein mag, für den Patienten ist sie in dem Moment natürlich nicht besonders lustig, und man sollte alles tun, um sie für ihn nicht demütigender zu machen, als sie ohnehin schon war.

Wie sich jeder denken kann, ist es ziemlich demütigend, wenn man eine volle Bettpfanne am Gesäß kleben hat und drei fremde Personen ratlos danebenstehen und überlegen, wie man sie am besten wieder abkriegt.

Uns blieb nichts anderes übrig, als an der Pfanne zu ziehen. Meine Kollegen hielten den Patienten fest, während ich erst vorsichtig, dann immer kräftiger an der Pfanne zerrte. Aber es passierte nichts.

»Versuch du mal«, keuchte ich nach einer Weile atemlos meinen Kollegen an.

Also wechselten wir die Seiten. Einer der Pfleger zog nun mit voller Kraft, während ich mit dem anderen den Patienten festhielt. Mit einem kräftigen Schwung riss mein Kollege an der Pfanne. Plötzlich hörten wir ein lautes »Plopp« – gefolgt von einem nicht weniger lauten »Platsch«.

Leider hatte mein Kollege nämlich derart viel Schwung geholt, dass der gesamte Inhalt der Bettpfanne in hohem Bogen an die Wand flog.

Für einen Moment herrschte Totenstille in dem Raum. Wie unter Schock starrten wir alle auf die beschmutzte Wand.

»Ach du Sch***«, sagte Wolfgang J. schließlich.

Und damit hatte er die Sache ziemlich genau auf den Punkt gebracht.

* * *

Mangelnde Hygiene hat nicht immer nur etwas mit körperlichen Ausscheidungen zu tun. Zugegeben, Blut und Exkremente machen einen Hauptteil dieses Themengebietes aus. Beinahe täglich erlebe ich Dinge, die mit den entsprechenden Körperflüssigkeiten zu tun haben. Und eigentlich gibt es da kaum noch etwas, das mich so richtig überraschen kann.

Anders war es im Fall von Karl M. So etwas war mir tatsächlich noch nie untergekommen.

Karl M. wurde mit Bauchschmerzen in die Notaufnahme gebracht. Er war übergewichtig, aber nicht adipös. Der 64-Jährige hatte ungefähr zwanzig Kilo zu viel auf den Rippen oder vielmehr am Bauch, wo sich das Fett fast ausschließlich angesammelt hatte. Er schob eine wirklich beachtliche Kugel vor sich her.

»Ich weiß nicht, was mit mir los ist«, stöhnte er. »Ich hab die Schmerzen bestimmt schon seit zwei Wochen.«

Damit konnte ich eine Lebensmittelvergiftung ausschließen.

»Haben Sie die Schmerzen permanent?«

»Ja. Tag und Nacht.«

Das war nicht gut. Wer über einen so langen Zeitraum 24 Stunden am Tag Schmerzen hat, litt in der Regel an einer ernsthaften Erkrankung.

Ich nahm ihm Blut ab, und nachdem ich seinen Blutdruck gemessen hatte, stand Dr. Alma A. bereits neben mir.

Vorsichtig begann die Internistin, den Bauch von Karl M. abzutasten. Immer wieder kreisten ihre Hände um den Nabel herum, und mir fiel auf, dass sie den Bauch viel länger untersuchte, als es normalerweise der Fall gewesen wäre. Ich machte mir Sorgen, ließ mir aber nichts anmerken.

Nachdem Dr. A. bestimmt zum zehnten Mal das Gewebe rund um den Bauchnabel abgetastet hatte, griff sie stirnrunzelnd zu ihrem Handy.

»Dr. K.? Können Sie bitte in die Drei kommen? Danke.«

Dr. K. war unser Oberarzt, ebenfalls ein Internist. Spätestens jetzt war mir klar, dass ich mir nicht umsonst Sorgen gemacht hatte.

Karl M. sah die Ärztin fragend an.

»Habe ich was Schlimmes?«

»Ich weiß es nicht. Ich habe einen Tastbefund und möchte, dass der Oberarzt sich das einmal anschaut«, sagte Dr. A. »Ich kann so noch keine eindeutige Diagnose stellen.«

»Was für einen Tastbefund?«, fragte der Patient besorgt.

»Ich kann da irgendetwas spüren«, wich Dr. A. ihm aus. »Da kommt schon der Oberarzt.«

»Ich habe eine starke Verhärtung im Bauchraum ertastet«, sagte Dr. Alma A. zu Dr. K., dem Oberarzt, der daraufhin ebenfalls begann, den Bauch des Patienten vorsichtig zu untersuchen. Auch er tastete immer und immer wieder das Gewebe rund um den Bauchnabel ab.

Mit besorgter Stimme wandte er sich schließlich an Karl M.

»Herr M., wir können in Ihrer Bauchdecke einen sehr harten Knubbel spüren«, sagte er vorsichtig.

Karl M. war sofort alarmiert.

»Was soll das heißen? Ich hab doch keinen Tumor, oder? Bauchkrebs – das gibt es doch gar nicht, oder? Davon habe ich noch nie gehört!«

Karl M. wurde immer nervöser. Die Angst stand ihm ins Gesicht geschrieben.

»Grundsätzlich können Tumore überall vorkommen«, sagte Dr. K. »Aber wir wissen natürlich noch gar nicht, was das da in Ihrem Bauch ist, und selbst wenn es ein Tumor sein sollte, heißt das noch lange nicht, dass er bösartig ist. Ich werde unseren Chirurgen zu Rate ziehen.«

»Oh Gott, oh Gott …«

Karl M. war leichenblass. Ich drückte ihm mitfühlend die Hand und hoffte inständig, dass die Ärzte sich irren würden. Ein Tumor im Bauchraum, der von außen zu ertasten war – das konnte nichts Gutes bedeuten.

Wenig später stand der dritte Arzt an der Behandlungsliege von Karl M. und tastete ebenfalls den Bauch des Patienten ab.

Wie bereits erwähnt, ist Dr. Claas H. praktisch nicht aus der Fassung zu bringen. Übrigens ein typisches Verhalten für Chirurgen, die während ihrer Arbeit fortwährend einen kühlen Kopf benötigen und sich nur selten Emotionen leisten.

»Die Verhärtung ist deutlich im Bereich des Bauchnabels zu spüren«, erklärte der Oberarzt.

»Ja, merk ich«, sagte Dr. H. kurz angebunden.

»Wollen Sie biopsieren, oder denken Sie, wir müssen direkt operieren?«, fragte der Oberarzt weiter.

Dr. H. antwortete nicht, sondern tastete konzentriert weiter. Dann griff er nach einer Pinzette.

»Eine richtige Biopsie wird das vermutlich nicht«, sagte er trocken.

Karl M.s Augen weiteten sich vor Entsetzen, als sich Dr. H. mit der Pinzette seinem Bauch näherte.

»Was haben Sie denn damit vor? Wollen Sie mich etwa einfach so aufmachen? Wollen Sie den Krebs mit der Pinzette rausziehen?«

»Nein.«

Schnurstracks verschwand er mit seiner Pinzette in den von Fettschichten umgebenen Bauchnabel des Mannes.

Was dann folgte erinnerte mich schwer an eine Szene aus *Alien*, Sie wissen schon, den Hollywoodklassiker mit dem fiesen außerirdischen Monster. Kennen Sie die Szene, in der der Alien aus dem Bauch des einen Wissenschaftlers gezogen wird? Genau daran musste ich denken.

Herr Doktor schnappte mit der Pinzette zu, ruckelte und zog etwas, Karl M. stieß einen kurzen Schmerzschrei aus, und dann barg der Arzt einen drei Zentimeter langen Nabelstein aus dem Bauchnabel des Mannes.

»Himmelherrgott, was ist das denn?«, rief Karl M. entsetzt.

»Wann haben Sie sich das letzte Mal Ihren Bauchnabel gereinigt?«, fragte Dr. H. nüchtern.

»Meinen Bauchnabel???«

Karl M. sah ihn ungläubig an.

»Warum sollte ich denn meinen Bauchnabel waschen? Das hab ich noch nie gemacht! Der wird doch gar nicht schmutzig!«

»Eben doch. Und wenn man diesen Schmutz nicht entfernt, kann sich daraus ein sogenannter Nabelstein entwickeln. In Ihrem Fall hatte der sich schon in die Haut reingefressen und entzündet. Kein Wunder, dass Sie Schmerzen hatten.«

Es war mucksmäuschenstill im Raum.

»Wenn Sie sich in den letzten sechzig Jahren ein paarmal den Nabel gereinigt hätten, wäre das nicht passiert«, sagte der Chirurg schließlich. »Na, seien Sie froh, dass es kein Tumor ist«, fügte er versöhnlich hinzu. »Jetzt kriegen Sie ein Antibiotikum, und in ein paar Tagen haben Sie die Sache schon wieder vergessen.«

Karl M. starrte auf den drei Zentimeter langen Nabelstein, der auf dem Tisch neben ihm in einer Schale lag.

»Das werde ich nie vergessen«, sagte er kleinlaut.

»Dann denken Sie in Zukunft wenigstens an eine ausreichende Nabelhygiene. Auch gut.«

Mit diesen Worten verschwand Dr. H. aus dem Behandlungsraum und ließ uns staunend mit dem drei Zentimeter großen Stein zurück.

* * *

Sie sehen also: Unwissenheit ist häufig der Grund dafür, dass es zu gesundheitlichen Problemen, ausgelöst durch mangelnde Hygiene, kommen kann. Manchmal ist es für mich schwer zu verstehen, warum der gesunde Menschenverstand nicht viel früher laut »Waschen! Reinigen! Sauber machen!« geschrien hat. Aber man darf nicht vergessen, dass manches, was für die meisten von uns Standard ist, für andere eine Gleichung mit drei Unbekannten ist. Und das passiert sogar Leuten, die sonst einigermaßen gut im Leben zurechtkommen.

Leuten wie zum Beispiel Carsten G., dem Sie die folgende Geschichte vielleicht nicht zugetraut hätten, wenn Sie ihm irgendwo auf der Straße begegnet wären. Ordentliche Kleidung, gewaschene Haare – auf den ersten Blick war aus hygienischer Sicht nichts zu beanstanden.

Doch der Eindruck täuschte.

Carsten G. sah mitgenommen aus, als er vor mir stand. Der 59-Jährige war an diesem heißen Sonntagvormittag mit dem Bus zum Krankenhaus gekommen und entschuldigte sich immer wieder, dass er nicht bis Montag warten konnte.

»Tut mir wirklich leid. Ich weiß, morgen könnte ich auch zum Hausarzt gehen, aber ich habe es einfach nicht mehr ausgehalten.«

»Was ist denn los?«, fragte ich ihn und reichte ihm erst mal ein Glas Wasser. Draußen waren es fast 40 Grad, Köln erlebte einen der heißesten Sommer der Geschichte.

»Ich habe unerträgliche Schmerzen«, stöhnte Carsten G. und rieb sich das Kinn. »Mein ganzer Kiefer tut weh, es fühlt sich so an, als hätte mir jemand mit der Faust ins Gesicht geschlagen.«

»Seit wann haben Sie die Schmerzen?«

»Seit ein paar Wochen. Ich hatte mir vorgenommen, zum Arzt zu gehen, aber irgendetwas kam immer dazwischen. Und heute Morgen wurde ich schon um vier Uhr wach, weil ich es nicht mehr ausgehalten habe. Tut mir leid, dass ich Sie damit belästigen muss.«

Ich lächelte Carsten G. an, der mit seinem geschwollenen Gesicht und der schmerzverzerrten Miene ein furchtbar jammervolles Bild abgab.

»Dafür sind wir doch da, Herr G. Ich werde gleich mal den Arzt rufen.«

An diesem Sonntag hatte Dr. Alma A. Dienst. Beschwerden im Kiefer zählen zwar nicht zu den Fachgebieten einer Internistin, können aber von verschiedenen inneren Erkrankungen herrühren. Zum Beispiel klagen viele Patienten über Zahnschmerzen, die tatsächlich aber eine Nebenhöhlenvereiterung haben.

Vorsichtig tastete Dr. A. den Kiefer des Mannes ab.

»Geschwollen«, stellte sie fest. »Da ist eine Entzündung drin, und zwar nicht zu knapp. Machen Sie bitte mal Ihren Mund auf.«

Carsten G. tat, wie ihm geheißen, und Dr. A. schreckte kurz zurück.

»Starker Mundgeruch«, erklärte sie dann nüchtern. »Spricht ebenfalls für eine Entzündung. Sie tragen eine Prothese?«

»Was?«

»Ein Gebiss, Sie haben ein Gebiss?«

»Ja, das ist richtig. Seit jetzt ... seit sieben Jahren habe ich ein Gebiss.«

»Okay. Dann nehmen Sie es bitte mal heraus, vielleicht liegt die Entzündung darunter.«

»Was?«

»Nehmen Sie bitte das Gebiss heraus.«

Carsten G. sah unsere Frau Doktor an, als käme sie vom Mond.

»Das Ding kann man rausnehmen?«, fragte er ungläubig.

Es war einer der wenigen Momente, an die ich mich erinnern kann, in denen es Dr. A. die Sprache verschlug. Und mir ging es genauso. Wahrscheinlich waren es nur wenige Sekunden, aber es kam mir vor, als wenn sie den Patienten minutenlang anstarrte. Dann fing sie sich wieder.

»Sie haben das Gebiss seit sieben Jahren nicht herausgenommen?«, wollte sie wissen.

Carsten G. schüttelte den Kopf und blickte verschämt nach unten.

»Wusste nicht, dass man es rausnehmen kann.«

»Aber wie haben Sie es denn gereinigt?«

»Ich hab mir normal die Zähne geputzt.«

»Damit kommen Sie doch nicht unter das Gebiss, oder täusche ich mich da?«

Wieder schüttelte der Mann den Kopf. Er schämte sich und tat mir leid.

»Das kriegen wir schon wieder hin«, sagte ich leise zu ihm.

»Ja, natürlich«, bekräftigte Dr. A. meine Worte. »Klar, kein Problem, kriegen wir auf jeden Fall wieder hin.«

Ich sah Dr. A. an, dass sie innerlich den Kopf schüttelte und sich fragte, wie so etwas nur passieren konnte. Dann ging sie zum Schrank und nahm einen Mundschutz heraus. Ich sah, wie sie den Mundschutz mit Desinfektionsmittel besprühte und wusste, dass sie das nur aus einem Grund tat: um lieber den beißenden, alles übertünchenden Geruch dieses Mittels in der Nase zu haben anstelle des üblen Mundgeruchs von Carsten G..

Dr. A. zog sich Handschuhe über und bat den Patienten erneut, den Mund zu öffnen. Vorsichtig, aber mit sichtbaren Mühen, nahm sie das Gebiss heraus. Carsten G. gab einen kurzen Schmerzensschrei von sich, dann hatte die Ärztin die Prothese in der Hand. Sie war von Eiter verklebt.

»Ihr ganzer Kiefer ist vereitert«, stellte sie mit einem Blick in seinen Mund fest. »Sieht so aus, als wenn schon der Knochen angegriffen wäre. Das muss sich ein Kieferchirurg anschauen. Sie müssen auf die Station.«

»Und was passiert dann mit mir?«, fragte Herr G. ängstlich.

»Als Erstes bekommen Sie eine intravenöse Antibiose, ob Sie operiert werden müssen, muss dann der Kollege entscheiden.«

Carsten G. nickte betrübt.

»Das wird schon wieder«, fügte Alma A. noch tröstend hinzu und holte tief Luft.

»Kann ich mein Gebiss wiederhaben?«, bat Carsten G., doch Dr. A. schüttelte energisch den Kopf.

»Auf gar keinen Fall. Das Ding ist hochinfektiös.«

»Aber wie soll ich denn dann heute Abend essen?«

Dr. A. sah ihn erstaunt an.

»Essen? Wie können Sie denn mit dem Kiefer kauen wollen? Das müssen doch höllische Schmerzen sein! Sie kriegen was Flüssiges zu essen, etwas, dass Sie nur schlucken müssen. Keine Sorge, wir lassen Sie hier nicht verhungern.«

Kopfschüttelnd verließ Dr. A. den Raum – nicht ohne einen letzten Blick auf die Prothese zu werfen, die den Mund von Carsten G. sieben Jahre lang gehütet hatte, ohne jemals an die frische Luft zu gelangen. Ein Rekord, der in meiner gesamten beruflichen Laufbahn bisher nicht gebrochen wurde.

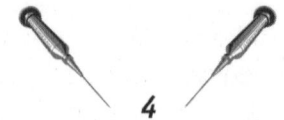

4
Der ahnungslose Patient –
Undefinierbare Schmerzen und
ihre vermeintlichen Ursachen

*I*n Zeiten von diversen Netzdoktoren und anderen medizinischen Dienstleistern im World Wide Web ist es nicht weiter verwunderlich, wenn jeder zweite Patient mit einer Eigendiagnose zu uns kommt. Sie kennen das wahrscheinlich von sich selbst: Es zwickt und zwackt irgendwo am Körper, man schaut mal schnell im Internet nach, und schon weiß man, dass es die Galle, der Darm, die Bauchspeicheldrüse oder die Milz ist, die uns gerade zu schaffen macht.

Falls Sie auch zu den Leuten gehören, die glauben, Google könnte ein Medizinstudium ersetzen, muss ich Sie leider enttäuschen. Es hat nämlich durchaus seine Gründe, warum eine medizinische Ausbildung über mehrere Jahre geht und an praxisbezogeneren Orten als dem Internet stattfindet.

Verstehen Sie mich nicht falsch, man kann im Netz bestimmt tolle Tipps finden, wie sich ein Sonnenbrand oder ein Hämatom am besten kühlen lassen, aber bei ernsteren Angelegenheiten sollten Sie sich besser nicht auf das medizinische Können diverser Suchmaschinen verlassen. Der menschliche Körper ist einfach zu komplex, als dass Ferndiagnosen so leicht funktionieren würden.

Anstelle einer ausführlichen Internetdiagnose hören wir von anderen Patienten auch häufig den Satz: »Davon hab ich in der Zeitung gelesen« oder »Eine Freundin von mir hatte auch schon mal solche Probleme« – was alles ähnlich aussagekräftig ist wie eine Netzdiagnose. Das starke Ziehen in der Brust kann bei dem einen das erste Anzeichen für einen schweren Herzinfarkt sein, bei dem anderen jedoch der zyklisch bedingten Hormonproduktion geschuldet sein. Deshalb können solche selbst gestellten Diagnosen für eine Menge Aufregung sorgen.

Umgekehrt ist es allerdings manchmal erschreckend, wie wenig manche Patienten auf ihre ureigenen Alarmglocken hören, auch wenn sie noch so laut in ihrem Körper bimmeln. Wie im Fall von Angela D. ...

Angela D. war eine schwergewichtige Frau. Stolze 163 Kilo brachte die 36-Jährige auf die Waage und war damit bei einer Größe von nur 1,69 Metern stark adipös.

Wer solch ein Übergewicht mit sich herumschleppt, hat naturgemäß mit allerhand gesundheitlichen Problemen zu kämpfen. Angela D., die mit starken Bauchschmerzen zu uns in die Notaufnahme kam, war da keine Ausnahme.

»Ich befürchte, ich bin total verstopft«, ächzte sie.

»Wann hatten Sie denn das letzte Mal Stuhlgang?«, fragte ich, und sie erklärte mir, dass es schon Tage zurückliegen würde.

»Bestimmt fünf oder sechs«, meinte sie stöhnend.

Verstopfung ist bei übergewichtigen Patienten keine Seltenheit. Bei einem krankhaften Essverhalten, unter dem Frau D. ganz eindeutig litt, stopfen sich die Betroffenen schon mal drei große Tafeln Schokolade rein, um dann noch ein paar Nutella-Brote und etwas Kuchen hinterherzuschieben. Kommt dann noch chronischer Bewegungsmangel hinzu, wie das bei adipösen Patienten meist der Fall ist, kann die Verdauung schon mal träge werden.

Aber bevor ich ihr mit einem Einlauf Erleichterung verschaffen konnte, mussten wir erst alle anderen Erkrankungen ausschließen. Denn wenn die Frau zum Beispiel einen Darmverschluss hätte, dann würde ein Einlauf eher schaden als helfen.

Ich rief also unsere Internistin Dr. Alma A. an und gab ihr die kurze Diagnose »adipös mit akutem Abdomen« durch, woraufhin sie mich erwartungsgemäß damit beauftragte, erst einmal Fieber und Blutdruck, Herzfrequenz und Sauerstoffsättigung zu messen. Außerdem sollte ich ein EKG machen, da Schmerzen im Oberbauch häufig ein erstes Anzeichen für einen Herzinfarkt sind. Besonders bei Frauen.

Dann mussten noch die Entzündungsparameter abgenommen werden, und zudem wurden Leber- und Bauchspeicheldrüsenwerte gecheckt sowie die Herzenzyme. Die üblichen Untersuchungsabläufe also, die in solch einem Fall notwendig waren und die ich auf telefonische Anordnung des Arztes machen konnte.

Angela D. lag vor mir auf der Liege und jammerte vor Schmerzen, während ich ihren Blutdruck maß. Plötzlich stöhnte sie laut auf.

»Sch***, ich glaube, jetzt kann ich ...«, gab sie von sich und versuchte, sich so schnell wie möglich von der Liege aufzurappeln. »Oh Mann, ja, puh, jetzt muss ich aber echt dringend – wo ist das Klo?«

Schweißperlen standen der Frau auf der Stirn. Es eilte nun wirklich sehr. Ich nahm eine Bettpfanne und drückte sie ihr in die Hand.

»Zweite Tür links«, sagte ich. »Benutzen Sie bitte die Bettpfanne, dann können wir gleich eine Stuhlprobe nehmen. Entleeren Sie sich erst mal in aller Ruhe. Vielleicht sind die Beschwerden dann schon aus der Welt.«

Angela D. nickte nur flüchtig und eilte Richtung Toilette.

Einen Moment lang herrschte Stille.

Wer schon mal mit einem schwer verstopften Patienten zu tun hatte, der nach einem Einlauf oder mithilfe von Medikamenten oder eben einfach so endlich zur Toilette konnte, der weiß, wie sehr diese Patienten oftmals leiden. Der Stuhl ist dann in der Regel so hart, dass er nur unter großen Schmerzen ausgeschieden werden kann, teilweise reißt er dabei sogar die Schließmuskelschleimhaut ein, und es kommt zu Blutungen. Das Ganze wird von heftigen, krampfartigen Schmerzen begleitet, die einen unwissenden Patienten durchaus in Panik versetzen können.

Aber die Geräusche, die jetzt aus dem Waschraum herausdrangen, waren deutlich beunruhigender. Zuerst hatten sie mich an eine dieser US-Komödien erinnert, in denen groteske Durchfallszenen für Lacher sorgen. Aber so richtig lustig hörte sich das mittlerweile nicht mehr an.

»Hilfe, Schwester! Da kommt was raus!«, schrie Angela D. panisch.

»Na, das will ich doch hoffen«, dachte ich, im Glauben, Frau D. spräche über ihren Stuhl.

»Brauchen Sie Hilfe?«, fragte ich in den Waschraum hinein.

»Ja, ja! Schnell, schnell!«, schrie sie aus Leibeskräften.

Also schnappte ich mir ein Darmrohr, um der armen Frau zu helfen. Mit solch einem Rohr können Blähungen abgelassen oder Einläufe eingelassen werden, was die Darmentleerung wesentlich vereinfacht.

Ich versuchte, Angela D. von der Toilette hochzuhelfen, was angesichts ihrer Schmerzen und der daraus resultierenden Panik nicht einfach war. Von ihrem Gewicht ganz zu schweigen.

»Versuchen Sie, aufzustehen und sich nach vorne zu beugen, dann kann ich Ihnen helfen.«

Mühsam schaffte sie es. Als ich gerade das Darmrohr ansetzen wollte, sah ich plötzlich ein Köpfchen zwischen Angela D.s Beinen hervorschauen.

»Sie kriegen ein Kind!«, rief ich laut und war völlig überrascht.

Offensichtlich aber nicht so sehr wie Angela D.

»Quatsch! Das ist völlig unmöglich!«, schrie sie und klammerte sich am Waschbecken fest.

Sie war mitten in den Presswehen, ein Prozess, der nicht mehr aufzuhalten war. Angela D. schrie noch einmal laut auf, ich hielt reflexartig die Bettpfanne zwischen ihre Beine und fing das Baby im letzten Moment auf, bevor es auf den Boden knallte.

Es war ein kleines Mädchen, acht Wochen zu früh und in einem kritischen Zustand. Es wimmerte leise, aber es lebte.

Da das Kind noch nicht abgenabelt war, setzte ich Angela D. in einen Rollstuhl und legte ihr das Neugeborene in ein Handtuch gewickelt auf den Schoß. Im Affenzahn schob ich die beiden durch den Flur rauf zum Kreißsaal zu den rettenden Hebammen.

»Das kann nicht sein, das kann einfach nicht sein!«, rief Angela D. dabei immer wieder entsetzt.

Sie hatte von der Schwangerschaft nichts bemerkt. Sie behauptete, die ganzen letzten Monate regelmäßig ihre Periode bekommen zu haben, was medizinisch durchaus möglich war – wenngleich sehr selten.

»Ich verstehe das nicht«, wimmerte sie. »Ich hätte doch etwas merken müssen! Warum hatte ich denn keinen Babybauch? Ich hätte doch irgendetwas sehen müssen!«

Es lag mir auf der Zunge, ihr mitzuteilen, dass sie nach wie vor einen Bauch hatte, der an eine hochschwangere Frau erinnerte, und dass sie mit ihren 163 Kilo vermutlich immer einen Bauch haben würde, in dem sich locker zwei bis drei Babys verstecken könnten, ohne dass es irgendjemandem auffallen würde.

Doch ich entschied mich dagegen. Die Frau war derart geschockt und fassungslos, dass mir eine Gewichtsdiskussion an dieser Stelle äußerst unpassend erschien.

Während ihr Kind auf die Intensivstation kam und dort die nächste Zeit im Brutkasten verbringen musste, wurde Angela D. auf die Entbindungsstation verlegt.

Als sie auf ihrer Liege durch den Gang geschoben wurde, in dem zahlreiche Frauen ihre neugeborenen Kinder vor sich herschoben, huschte ein kurzes Lächeln über ihr Gesicht. Dann schüttelte Angela D. wieder ungläubig den Kopf und verschwand in ihrem Zimmer.

Ihrem Baby ging es zum Glück bald besser, und irgendwann erspähte ich die beiden in inniger Vertrautheit bei einem kleinen Morgenspaziergang.

Ich war schwer erleichtert. Das ist alles gerade noch mal gut gegangen.

* * *

Was Angela D. an Alarmglocken beharrlich ignorierte, hörte Silke P. dafür umso lauter bimmeln.

Leichenblass wurde sie von Frank zu uns in die Notaufnahme gebracht. Hektisch atmete sie ein und aus und griff sich dabei immer wieder mit schmerzverzerrter Miene an die Brust.

»Verdacht auf Herzinfarkt«, sagte mein Lieblingssanitäter bei der Übergabe, und somit rief ich sofort unsere Internistin Dr. Alma A.

Denn auch wenn Silke P. nicht wie eine klassische Infarktpatientin aussah – sie war schlank, hatte eine sportliche Statur und war höchstens dreißig Jahre alt –, war der Verdacht auf einen Herzinfarkt so ernst, dass jede Sekunde zählte. Denn entscheidend bei der Therapie eines Infarkts ist die erste Stunde nach Auftreten der Beschwerden, die sogenannte »goldene Stunde«. In dieser Stunde kann der Sauerstoffmangel am ehesten wieder ausgeglichen werden. Je früher die Behandlung also einsetzt, desto höher die Überlebenschancen des Betroffenen.

»Sie müssen mich mit erhöhtem Oberkörper lagern«, befahl Silke P. stöhnend, die mit erhöhtem Oberkörper vor mir auf der Trage lag. »Und geben Sie mir doch schon mal Acetylsalicylsäure, bis die Ärztin da ist«, fügte sie noch hinzu.

Wie gesagt, in Zeiten von netdoktor.de und alles-ueber-die-gesundheit.com ist es nicht selten, dass Patienten mit einer kompletten Diagnose samt Therapievorschlägen zu uns kommen. Wer denkt, dass er sich selbst oder dem medizinischen Personal damit einen Gefallen tut, der irrt. Und zwar gewaltig. In der Regel verunsichern die diversen Internetdiagnosen den Patienten nur, und die Ärzte werden durch die Besserwisserei langsam aber sicher in den Wahnsinn getrieben.

Aber das nur am Rande.

Schnell leiteten wir die Untersuchungen ein, die bei einem Herzinfarktverdacht anstehen. Als Erstes wird dabei immer ein EKG gemacht, um mögliche Herzrhythmusstörungen erkennen zu können.

Als ich Silke P. gerade verkabelte, sagte sie:

»Sie müssen mir noch Blut abnehmen.«

»Das mache ich als Nächstes«, sagte ich ruhig.

»Bei einem Infarkt sterben Herzmuskelzellen ab. Und die setzen bestimmte Eiweiße frei, die Sie im Blut nachweisen können.«

Ich nickte freundlich.

»Ja, ich weiß. Sind Sie Medizinerin?«

»Nein! Aber ich habe einen Herzinfarkt, Herrgott noch mal!«, rief Silke P. außer sich.

»Dann dürfen Sie sich auf keinen Fall aufregen«, versuchte ich, sie zu beruhigen und konnte mir in dem Moment schon nicht mehr vorstellen, dass diese Frau wirklich einen Infarkt erlitten hatte. Denn mir war in all den Jahren noch nie ein Infarktpatient untergekommen, der während des Infarkts eine Diskussion mit dem Krankenhauspersonal begonnen hatte. Solche Patienten haben eindeutig andere Sorgen.

Silke P. atmete laut ein und aus und versuchte, ruhig zu bleiben.

»Wann machen Sie eine Echokardiografie?«, stöhnte sie, und jetzt blieb mir doch langsam die Spucke weg. Hatte die Frau ein ganzes Medizinlexikon studiert, bevor sie den Rettungswagen gerufen hat?

»Jetzt warten wir erst mal das EKG ab, und dann sehen wir weiter«, sagte Dr. A., die inzwischen eingetroffen war, mit ruhiger Stimme.

Das EKG war unauffällig, die Blutwerte waren ebenfalls einwandfrei. Silke P. war kerngesund – was ihr aber überhaupt nicht in den Kram zu passen schien.

»Ich habe einen Infarkt! Ich spüre das doch!«

»Beschreiben Sie mir noch mal genau, wie sich Ihre Beschwerden abspielten«, bat ich sie.

»Mir war übel, ich hatte richtige Magenschmerzen. Und dann diese Panikattacken und die Atemnot – alles genau wie bei einem Infarkt!«

»Was haben Sie gemacht, bevor die Übelkeit losging?«

»Ich hatte Mittagspause. Ich hab in Mannis Fischbude was gegessen und war gerade wieder zurück im Büro, als es plötzlich losging.«

»Vielleicht haben Sie das Essen nicht vertragen?«, fragte ich vorsichtig.

»Vielleicht habe ich aber auch einen Hinterwandinfarkt, der nicht erkannt wird!«, entgegnete Silke P. grimmig.

Nur für den Fall, dass Sie kein medizinisches Lexikon studiert haben sollten: Ein Hinterwandinfarkt ist eine sehr ernste Angelegenheit. Sie können mir glauben, dass man mit solchen Patienten garantiert keine derartigen Diskussionen führt.

»Nein, den können wir ausschließen«, sagte ich deshalb freundlich. »Sie dürfen jetzt nach Hause gehen.«

»Sie wollen mich mit einem womöglich todbringenden Infarkt nach Hause schicken?«

»Sie haben sich den Magen verdorben. Womöglich war der Fisch nicht mehr gut. Ansonsten sind Sie kerngesund.«

Aber die Frau wollte es partout nicht glauben. Obwohl Dr. A. und ich ihr ausführlich erläuterten, dass absolut alles in Ordnung mit ihr war, wollte sie am liebsten direkt auf die Intensivstation.

Ich habe selten jemanden erlebt, der sich so hartnäckig eine Krankheit wünschte, und ehrlich gesagt machte es mich angesichts der wirklichen Infarkte, die bei uns eingeliefert wurden und nicht selten tödlich endeten, doch etwas sauer.

»Seien Sie froh, dass es Ihnen so gut geht! Andere wären überglücklich!«

»Ich werde in ein anderes Krankenhaus gehen!«, schimpfte Silke P. »Und falls ich diesen Infarkt überleben sollte, werde ich Sie alle verklagen!«

Mit diesen Worten verließ Silke P. die Notaufnahme, und ich habe nie wieder etwas von ihr gehört – ich nehme an, dass das ein gutes Zeichen ist.

* * *

Es sind allerdings nicht nur die Patienten, die manchmal unter akuter Hypochondrie leiden.

Im Zuge seines praktischen Jahrs kam Stefan P. zu uns in die Notaufnahme. Der junge Medizinstudent erinnerte mich auf den ersten Blick an einen Rockstar aus den 70er-Jahren: Seine dünnen Beine steckten in bunt gemusterten Hosen, und seine strähnigen Haare hingen ihm zottelig ins Gesicht.

Er hatte hervorragende Noten und war ein wirklich intelligenter Mann, der leider eine riesengroße Macke hatte: Er war sich selbst der liebste Patient.

Alles fing ganz harmlos an.

»Schwester Anna, darf ich Sie mal was fragen?«, meinte er zu mir und machte dabei ein extrem besorgtes Gesicht.

»Was ist denn los, Stefan. Alles okay?«

Er schüttelte den Kopf und musste schlucken.

»Nein. Ich habe ein Darmkarzinom ...«

»Oh mein Gott!«, sagte ich geschockt. Mit Darmkrebs ist wahrlich nicht zu spaßen. »Das ist ja furchtbar. Seit wann hast du die Diagnose?«

»Noch gar nicht. Deshalb wollte ich Sie fragen, ob Sie eine Darmspiegelung bei mir durchführen könnten.«

Stirnrunzelnd sah ich ihn an.

»Moment mal. Du weißt also gar nicht, ob du ein Darmkarzinom hast? Du befürchtest es nur?«

Er nickte. »Ja, genau.«

»Und wie kommst du darauf? Hast du Blut im Stuhl?«

»Nein. Aber ich habe gelesen, dass wechselnde Stuhlgewohnheiten ein Anzeichen von Darmkrebs sind. Und manchmal muss ich jeden Tag, manchmal aber auch nur jeden zweiten oder womöglich jeden dritten!«

Ich klopfte ihm aufmunternd auf die Schulter.

»Keine Sorge. Das ist normal.«

Dann drückte ich ihm einen Stuhltest in die Hand.

»Hier, damit wird okkultes Blut im Stuhl festgestellt. Wenn der Test negativ ist, brauchst du dir keine Sorgen zu machen.«

Dankbar nahm er den Test und machte sich wieder an die Arbeit. Damit war das Thema Darmkrebs für ihn erledigt.

Zwei Tage später bekamen wir einen Patienten mit Krampfanfällen. Er hatte schon Tage vorher über massive Kopfschmerzen geklagt und war schließlich mit Schaum vorm Mund zusammengebrochen. Bei der Untersuchung im CT wurde ein Hirntumor festgestellt, der glücklicherweise operabel war. Schon am nächsten Tag wurde der Mann erfolgreich operiert. Stefan P. hatte den Patienten von der Einlieferung bis zur Diagnosestellung begleitet.

Am nächsten Tag sah ich, wie er zielstrebig in den Raum ging, in dem der Computertomograf stand.

»Stefan? Wo willst du hin? In der Zwei wartet noch ein verstauchtes Sprunggelenk!«

»Schwester Anna, ich brauche ein CT«, sagte er ernst.

»Für welchen Patienten?«

»Für mich.«

Ich seufzte. Seit der Sache mit dem Darmkarzinom hielt sich meine Sorge um seinen Gesundheitszustand deutlich in Grenzen.

»Und warum?«

»Ich habe Kopfschmerzen.«

»Ich auch. Kein Wunder bei dem Wetter. Es ist dermaßen schwül, da muss man ja Kopfschmerzen kriegen.«

»Aber ich hatte noch nie Probleme mit dem Wetter«, entgegnete Stefan. »Und wenn es nun ein Hirntumor ist? Bei dem Patienten gestern fing auch alles mit Kopfschmerzen an ...«

Ich dem Moment war mit klar, dass ich es mit einem Hypochonder erster Güte zu tun hatte. Alles, was er aus seinen Lehrbüchern lernte oder im Krankenhausalltag erlebte, bezog er auf sich. Wie sollte aus so einem Mann nur ein richtiger Arzt werden?

»Du bist doch ein guter Student, Stefan«, begann ich, ihm ins Gewissen zu reden. »Und ganz am Anfang deines Studiums hast du bestimmt gelernt, dass es für die meisten Schmerzen zig verschiedene Ursachen geben kann, oder?«

Stefan P. nickte.

»Ja, natürlich. Der menschliche Körper ist sehr komplex.«

»Genau. Wenn du also Kopfschmerzen hast, dann musst du alle Ursachen durchgehen: Hast du gestern Alkohol getrunken, könnte das Wetter schuld sein, hast du zu viel Stress, zu wenig Schlaf, einen verspannten Nacken – das alles und noch tausend andere Möglichkeiten kommen bei Kopfschmerzen in Betracht. Erst wenn du jede davon ausgeschlossen hast und die Beschwerden sich über einen längeren Zeitraum halten, dann solltest du dich an einen unserer Ärzte wenden, okay?«

Stefan P. nickte. Und damit war auch das Thema Gehirntumor für ihn erledigt.

Seine Macke hatte er dadurch zwar nicht verloren, aber er hatte sie einigermaßen im Griff, sodass er eine Woche später, als ich ihm in der Pause einen Kaffee anbot, zu mir sagte:

»Danke, im Moment nicht. Ich habe ein wenig Magenschmerzen. Ich weiß nicht, ob mein Mittagessen zu fettig oder gar verdorben war, ob Blähungen für meine Leibschmerzen verantwortlich sind, ob es daran liegt, dass ich noch nicht auf der Toilette war, oder ob ich einen Tumor an der Bauchspeicheldrüse habe – und solange ich das nicht weiß, verzichte ich lieber auf Kaffee.«

Fünf Minuten später ging er zur Toilette, und als er grinsend wiederkam, war von Bauchspeicheldrüsenkrebs nicht mehr die Rede.

* * *

Neben den Unwissenden und den Hypochondern gibt es natürlich auch noch diejenigen, die ihren Gesundheitszustand einfach ignorieren oder kurzerhand verleugnen. Ganz nach dem Motto: Was nicht sein darf, kann nicht sein.

So verhielt sich auch Gertrud M., die von zwei Polizisten zu uns in die Notaufnahme gebracht wurde.

»Jetzt lassen Sie mich doch! Mir ist nichts passiert! Ich bin topfit!«, keifte die 87-jährige Dame, die aus einer Platzwunde an der Stirn blutete.

Ich sah den Polizisten an, wie genervt sie waren. Der eine rollte nur mit den Augen, während der andere irgendetwas Unverständliches brabbelte.

»Frau M. hat einen Verkehrsunfall verursacht ...«, sagte er, als die drei vor mir standen.

»Hab ich nicht!«

»... kann sein, dass sie sich noch mehr verletzt hat«, fuhr der Polizist unbeirrt fort.

»So ein Quatsch! Ich bin topfit!«

Die Beamten rollten noch mal ordentlich mit den Augen und verabschiedeten sich dann. Ich begleitete Frau M. in den Behandlungsraum und bat sie, sich zu setzen.

»Hören Sie, ich habe keine Schuld an dem Unfall! Die behaupten, ich wäre über Rot gefahren, bin ich aber nicht! Es war grün! Das weiß ich ganz genau! Ich bin doch nicht blind!«

»Natürlich«, sagte ich beruhigend und tupfte ihr das Blut

von der Stirn. »Ich bin mir sicher, dass Sie nichts dafür-
konnten. Trotzdem checken wir Sie sicherheitshalber einmal
durch.«

»Überflüssig!«

»Geht ganz schnell. Phil?«

Phil war unser neuer Zivi (ja, damals gab es die noch). Ein
junger Kerl von gerade mal zwanzig Jahren mit langen Haaren
und schwarzem Zottelbart.

»Bitte einmal Blutdruck messen«, sagte ich zu ihm. Phil
nickte nur und machte sich ans Werk.

Dr. Alma A. checkte Frau M. anschließend durch und rief
den Chirurgen für die Versorgung der Platzwunde hinzu.

»Sie haben Glück gehabt«, sagte Dr. A. mit einem Blick
auf die blutende Wunde. »Sieht nicht so schlimm aus. Aber
wenn ich mir Ihre Augen so anschaue – sind Sie schon mal
auf grauen Star untersucht worden?«

»Wozu?«, antwortete Frau M. patzig. »Ich habe Adlerau-
gen, ich sehe alles.«

»Ihre Pupillen haben einen grauen Stich«, entgegnete Dr. A.
»Das ist eigentlich ein eindeutiger Hinweis auf grauen Star.
Und Sie sind doch auch bei Rot über die Ampel ...«

»Es war Grün!«

Frau Doktor seufzte. Phil und ich standen seufzend daneben. Wenn die Dame ihre Augen nicht untersuchen lassen
wollte, konnte man sie nicht dazu zwingen. Zu anderen Maß-
nahmen allerdings schon.

»Sie werden Ihren Führerschein abgeben müssen«, sagte
Dr. A.

»Ach, lecken Sie mich doch!«, keifte die alte Dame gar
nicht damenhaft. »Nichts muss ich! Ich habe keine Probleme
mit meinen Augen, also lassen Sie mich jetzt in Ruhe! Junge
Frau? Können Sie mir bitte meine Tasche geben?«

Ich sah Frau M. ratlos an.

»Tut mir leid, ich habe Ihre Tasche nicht.«

»Das weiß ich selbst! Ich rede ja auch nicht mit Ihnen, sondern mit Schwester Phili. Können Sie mir also bitte meine Tasche bringen, Schwester?«

Unser zottelbärtiger Zivi machte zunächst ein ungläubiges Gesicht. Dann prustete er los.

»Was hat sie denn?«, fragte Frau M. ahnungslos.

Ich warf Dr. A. einen bedeutungsvollen Blick zu, und sie nickte nur. Hier musste offensichtlich noch einiges an Überzeugungsarbeit geleistet werden.

Nach langem Zureden ließ sich Frau M. schließlich dazu bewegen, einen Sehtest zu machen. Das Ergebnis war niederschmetternd, die Frau war fast blind. Es war nicht nur erstaunlich, dass sie noch Auto gefahren war, sondern dass sie ihr Auto überhaupt gefunden hatte.

Selbstverständlich sah Frau M. das völlig anders.

»Ach, gehen Sie mir doch weg mit Ihrem Quatsch!«, schimpfte sie. »Ich fahre jetzt nach Hause!«

Daran konnte sie keiner hindern, zumal ihr Auto auf dem Schrottplatz war und sie notgedrungen mit dem Taxi fahren musste.

Phil begleitete sie zum Wagen und sorgte dafür, dass sie sicher auf der Rückbank Platz nahm.

»Danke, junge Frau«, sagte Frau M. zum Abschied. »Sie sind wirklich ein reizendes Mädchen.«

Und mit diesen Worten fuhr sie davon. Blieb nur zu hoffen, dass ihre Rente nicht für ein neues Auto reichte.

* * *

Das Gegenstück zu Patientinnen wie Frau M., die ihr Leiden schlichtweg ignorieren, sind Ärzte, die es kaum abwarten können, endlich jemanden zu behandeln.

Natürlich gibt es Nächte in der Notaufnahme, in denen wir keine fünf Minuten Ruhe haben. Silvester, Karneval und auch die Weihnachtstage gehören dazu. Aber es gibt eben auch Nächte, in denen kaum etwas passiert. Gerade in den Sommerferien kommt das schon mal vor, wenn halb Köln in Holland und Spanien am Strand liegt.

In solchen Nächten sind die Bereitschaftszimmer für die Ärzte ein Segen. Mit ein bisschen Glück können sie dort durchaus drei bis vier Stunden am Stück schlafen. Es sei denn, sie heißen Olaf K. und sind schwerhörig und aufgeregt zugleich, weil sie zum ersten Mal in der Notaufnahme eingesetzt werden.

Der junge Assistenzarzt war ein sehr engagierter Mann. Er war höchstens Anfang dreißig und trug seit seiner frühesten Kindheit ein Hörgerät im rechten Ohr. Im Kindergarten hatte ihm ein anderes Kind einen Bleistift durchs Trommelfell gestoßen, wodurch er auf diesem Ohr fast taub wurde. Dank modernster Technik merkte man ihm dieses kleine Handicap aber nicht an.

Jedenfalls meistens nicht.

Der traumatische Verlust seines rechten Gehörs war nicht spurlos an Olaf K. vorbeigegangen. Seitdem hatte er panische Angst, etwas zu verpassen.

»Haben Sie mich angerufen?«, fragte er mich müde.

Es war eine dieser Nächte, in denen praktisch nichts los war und ich endlich einmal Zeit hatte, mich um den Papierkram zu kümmern, während die Ärzte ruhig in ihren Bereitschaftszimmern schlummerten.

»Nein, habe ich nicht«, antwortete ich ihm. »Es ist alles ruhig. Legen Sie sich wieder hin.«

Eine gute halbe Stunde später stand er wieder vor mir.

»Haben Sie mich gerufen?«

Wieder schüttelte ich den Kopf.

»Nein. Machen Sie sich keine Sorgen. Wenn es ernst wird, kriegen Sie es schon mit.«

Müde verschwand er wieder Richtung Bereitschaftszimmer. Aber es dauerte nicht lange, da sah ich ihn wieder durch den Flur auf mich zukommen. Ich schüttelte sofort den Kopf.

»Nein!«, rief ich ihm schon von Weitem zu. »Ich hab Sie nicht gerufen. Hier ist immer noch alles ruhig!«

Olaf K. nickte verschlafen und trottete wieder zurück.

Wenig später war es dann so weit. Der Rettungswagen fuhr vor, und Frank brachte ein Unfallopfer herein. Eine junge Frau war von einem Auto angefahren worden, sie weinte vor Schmerzen, und man konnte auf den ersten Blick sehen, dass ihr Bein mindestens einmal gebrochen war.

Ich griff sofort zum Handy und rief Olaf K. an. Ich ließ es fünfmal klingeln, sechsmal, zehnmal – er ging nicht ran. Ich ließ es klingeln und klingeln, dann legte ich irgendwann auf. Bestimmt würde er gleich um die Ecke kommen, dachte ich mir. Doch Pustekuchen.

»Wir brauchen einen Arzt, schnell«, sagte Frank. »Die Frau hat Schmerzen.«

Ich nickte nur und versuchte es noch mal bei Olaf K. Während ich es klingeln ließ, eilte ich im Laufschritt den Flur entlang, bis ich schließlich vor den Bereitschaftszimmern der Ärzte stand. Laut klopfte ich an Olaf K.s Tür. Nichts.

»Dr. K.? Wir brauchen Sie hier! Dr. K.?«

Nichts. Ich hämmerte gegen die Tür und rief erneut laut seinen Namen. Nichts. Also blieb mir nichts anderes übrig, als den Raum zu betreten.

Eingerollt wie ein Baby schlief der Assistenzarzt tief und

fest in seinem Bett. Das Hörgerät lag auf dem Nachttisch und Dr. K. auf seinem linken, funktionsfähigen Ohr. Kein Wunder, dass er mich nicht gehört hatte.

Ich rüttelte ihn wach, und Olaf K. sprang wie von einer Tarantel gestochen auf.

»Ich komme, ich komme!«, rief er aufgeregt und rannte in Unterhose und T-Shirt auf den Flur.

»Halt, halt! Ziehen Sie sich was an!«, rief ich laut hinter ihm her.

»Natürlich, natürlich.«

In Windeseile sprang Dr. K. in seine Hosen und rannte erneut los. Ich schnappte mir das Hörgerät und rannte so schnell ich konnte hinter ihm her. Kurz vor der Notaufnahme holte ich ihn ein.

»Sie haben was vergessen!«, sagte ich atemlos.

Reflexhaft sah Olaf K. an sich herunter und zog den Reißverschluss seiner Hose hoch.

»Ah, danke«, sagte er und wollte weiter.

»Halt, nein, Ihr Hörgerät!«

»Was?«

»Ihr HÖRGERÄT!«

»Ach ja, danke.«

Und dann hatte es der junge Assistenzarzt endlich geschafft. Sein erster Einsatz in der Notaufnahme!

* * *

An einem heißen Frühlingstag erschien ich zum Dienst in der Notaufnahme und staunte nicht schlecht, als ich die Menschenmenge auf den Fluren und im Wartebereich sah. Leider war unser engagierter Doktor Olaf K. im Urlaub – hier hätte er seine wahre Freude gehabt! Schätzungsweise hundert Personen warteten mehr oder weniger geduldig darauf, an die Reihe zu kommen.

»Was ist denn hier los?«, fragte ich Susi besorgt. Ich befürchtete den Ausbruch der Pest oder einer anderen tot geglaubten Krankheit – und in den Augen der Patienten lag ich mit dieser Vermutung ziemlich richtig.

»Blöde Presse«, sagte Susi und hielt mir einen Artikel aus einer bekannten überregionalen Zeitung entgegen. In riesigen Buchstaben stand dort auf der Titelseite geschrieben:

»Borreliose! Tödliche Zeckengefahr in Deutschland!«

»Was ist das denn für ein Schwachsinn?«, murmelte ich, als mich ein Patient aufgeregt aus meinen Gedanken riss.

»Schwester, wann bin ich denn endlich dran? Ich muss gleich zur Arbeit und will mich vorher unbedingt noch impfen lassen! Nicht dass mich diese Borre ... Burre ... diese Zeckenseuche noch erwischt!«

»Nein! Ich war vor Ihnen!«, fiel ihm ein anderer ins Wort. »Ich bin zuerst dran! Ich brauche auch die Impfung!«

»Sie brauchen sich keine Sorgen zu machen«, sagte ich mit ruhiger Stimme. »Die Stadt Köln zählt nicht zu den borrelioseverseuchten Gebieten. Sie können ganz unbesorgt ...«

In dem Moment lief eine hysterische Frau aufgebracht in die Notaufnahme.

»Ein Arzt! Ich brauche einen Arzt! Schnell!«, rief sie.

Ich eilte sofort zu ihr, da sie einen wirklich besorgniserregenden Eindruck machte. Sie war leichenblass und kämpfte mit den Tränen.

»Was ist passiert?«, fragte ich, nachdem ich sie vorsichtig zu einer Liege gebracht hatte.

»Eine Zecke! Ich bin von einer Zecke gebissen worden!«

Ein Raunen ging durch den Raum, und der Mann, der mich vorher angesprochen hatte, warf mir einen triumphierenden Blick zu, als wollte er sagen: »Da sehen Sie's! Das Grauen hat zugeschlagen.«

Völlig aufgelöst hielt mir die Frau ihren Arm hin.

»Sehen Sie? Hier! Oh Gott, oh Gott!«

Tatsächlich war eine kleine Zecke in ihrer Armbeuge zu sehen.

»Warum haben Sie die nicht rausgezogen?«, fragte ich, während ich eine Pinzette suchte.

»Um Himmels willen! Das ist doch lebensgefährlich! Außerdem brauche ich eine Impfung! So schnell es geht! Hoffentlich ist es noch nicht zu spät ...«

»Dafür sind wir in einer Notaufnahme nicht zuständig«, gab ich höflich zu bedenken. »Wir haben gar keinen Borreliose-Impfstoff im Haus. Ich entferne Ihnen jetzt die Zecke. Auch wenn Sie so etwas eigentlich selbst machen können, ansonsten ist Ihr Hausarzt dafür zuständig.«

Die Frau schaute mich an, als wollte ich ihr eine lebensrettende Behandlung verweigern.

»Das ist ein absoluter Notfall! Mit Zeckenbissen ist nicht zu scherzen! Lesen Sie keine Zeitung?«

»Doch. Nur offensichtlich eine andere als Sie«, wollte ich sagen, konnte es mir aber gerade noch verkneifen.

Wenige Sekunden später hatte ich die Zecke aus dem Arm der Frau entfernt. Ich klebte ein Pflaster auf die stecknadelkopfgroße Wunde und wollte sie nach Hause schicken.

»Ich gehe nicht, bevor ich nicht gegen Borreliose geimpft worden bin«, sagte die Frau trotzig. »Ich bestehe darauf.«

»Zum einen ist das wirklich vollkommen überflüssig, zum anderen haben wir hier im Krankenhaus keine Borreliose-Impfung vorrätig«, wiederholte ich. »Die müssen Sie bei Ihrem Hausarzt bestellen.«

»Dann geben Sie mir wenigstens eine Tetanus-Impfung!«, zeterte sie weiter.

Und nach dieser mindestens halbstündigen Diskussion verpasste ich ihr schließlich stocksauer eine Tetanus-Impfung. Vermutlich wäre die Frau sonst handgreiflich geworden, und es gab sicher Patienten, die meine Hilfe gerade nötiger hatten.

Dummerweise ging sie frisch geimpft durch die Reihen der Wartenden und erzählte jedem, dass sie dank der Impfung dem Tod gerade noch von der Schippe gesprungen sei.

Dadurch wurde es natürlich umso schwieriger, den anderen Leuten verständlich zu machen, dass sie 1. keine Impfung brauchten und 2. die Notaufnahme der falsche Ort war, um sich eine solche Impfung zu holen.

»Wir haben keinen Borreliose-Impfstoff im Haus!«, sagte ich laut. »Bitte wenden Sie sich an Ihren Hausarzt!«

Am Ende musste ich fast pampig werden, um die überängstlichen Herrschaften nach draußen zu befördern.

So viel zum Thema Panikmache in der Zeitung.

Normalerweise haben wir höchsten sechzig Zeckenbisse in der Notaufnahme – pro Jahr! In erster Linie sind das Fälle, bei denen sich die Tiere in unerreichbaren Regionen des menschlichen Körpers versteckt haben, sprich: Die Zecke sitzt im Schambereich, im Gehörgang, am Rücken. In solchen Fällen darf man ruhig ins Krankenhaus gehen. Ebenso, wenn sich ein roter Kreis um den Zeckenbiss bildet.

Nachdem besagter Artikel in der Zeitung erschienen war, kamen am nächsten Tag jedoch 74 Patienten zu uns, die glaubten, von einer Zecke gebissen worden zu sein, oder die sich einfach nur prophylaktisch impfen lassen wollten.

Danke, liebe Presse, für diese sicher auflagenstarke Panik-mache im Frühjahr – die sich im Herbst übrigens regelmäßig wiederholt. Denn dann heißt es jedes Jahr wieder:

»Die Todesgrippe kommt!« – und unzählige hysterische Pa-tienten stürmen die Notaufnahme und verlangen nach einer Impfung.

* * *

Es sind aber nicht nur die Patienten, die sich durch die Me-dien »informieren« und dann etwas panisch reagieren, manchmal sind es auch die Ärzte, die die ein oder andere In-formation ein bisschen überinterpretieren.

Ich mag die Beschreibung »kleines Männchen« für einen erwachsenen Mann eigentlich nicht. Aber was soll ich sagen? Auf unseren Chefarzt Professor Dr. S. trifft sie nun mal voll und ganz zu. Er ist keine 1,70 Meter groß und wiegt schät-zungsweise 60 Kilo, Tendenz nach unten.

Diese äußeren Merkmale haben ihn keineswegs daran ge-hindert, eine beeindruckende Karriere hinzulegen. Ohne Frage zählt er zu den Besten auf seinem Gebiet.

Professor Dr. S. hat in den USA studiert und promoviert, mit Auszeichnung wohlgemerkt. Dann hat er das schönste Mädchen des Campus geheiratet und ist mit seiner ameri-kanischen Frau nach Deutschland gezogen. Nicht nur wegen der Familie seiner Frau reist das Paar bis heute regelmäßig in die Staaten, sondern auch weil Professor S. einer der größten Amerikafans ist, die man sich vorstellen kann. Das fängt bei den Keksen an, die er mit in die Klinik bringt, und endet bei seinen Ansichten zur Nahostkrise.

Außerdem gibt es keine medizinische Entwicklung auf dem US-Markt, die ihm verborgen bleibt. Er verschlingt jede amerikanische Studie und ist von dem Fortschritt der US-Forschung überzeugter, als es jeder in den USA geborene Mediziner je wäre.

Und das konnte ab und an durchaus etwas absurde Züge annehmen. Beispielsweise an dem Tag, als Professor S. eine Studie über intramuskuläre Spritzen gelesen hatte.

Alle Spritzen, die wir intramuskulär geben müssen, setzen wir in den Gesäßmuskel. So haben wir es zumindest jahrelang gemacht, bis unser amerika-affiner Chefarzt eines Morgens aufgeregt zu uns ins Schwesternzimmer stürmte und eine große Besprechung anberaumte.

»Ich möchte alle Schwestern und Pfleger im Besprechungsraum sehen! Jedenfalls alle, die gerade frei sind – sofort!«

Wenig später saßen wir vor mehreren Tellern köstlicher Cookies, die er von seinem letzten New-York-Trip mitgebracht hatte. Doch deshalb hatte er uns natürlich nicht herbestellt.

»Es wird ab heute eine Änderung geben«, sagte er und hielt einen Zettel hoch. »Neuste amerikanische Studien haben ergeben ...«

Ein dezentes Raunen ging durch den Raum. Schon wieder eine neue US-Studie!

»... dass intramuskuläre Injektionen in den Gesäßmuskel zu schweren, zum Teil lebensbedrohlichen Infektionen führen können!«

Wie bitte? Das überraschte mich. Intramuskuläre Spritzen gehören zu unserer täglichen Arbeit. Es kam nur äußerst selten vor, dass solche Injektionen Infektionen zur Folge hatten. Und schon gar keine lebensgefährlichen.

»Wie kann das sein?«, fragte ich daher verblüfft. »Ich kann mich kaum erinnern, wann so etwas das letzte Mal passiert ist!«

»Tja, Schwester Anna, die Zeiten ändern sich nun mal. Leider. Der Grund dieser Infektionen existierte vor zehn Jahren noch nicht.«

Nun war ich gespannt.

»Man hat herausgefunden, dass die Injektionen gar nicht in dem Gesäßmuskel der Patienten ankommen«, erläuterte mein Chef. »Kurz gesagt, die Spritzen sind zu kurz, um den Muskel zu erreichen. Durch die wachsende Zahl der adipösen Patienten ist das zu einem immer größeren Problem geworden.«

Mit anderen Worten: Die Hinterteile der amerikanischen Patienten waren zu fett, die Spritzen kamen nicht mehr durch, und die Medikation landete im Fettgewebe. Das konnte in der Tat zu schweren Infektionen führen, denn Fettgewebe ist weniger gut durchblutet als Muskelgewebe – daher müssen die Spritzen in den Muskel. Gut durchblutetes Gewebe nimmt das Medikament einfach schneller auf. Im Fettgewebe kann es durch die Injektion stattdessen zu einer innerlichen Druckstelle kommen, die zur Nekrose führen und dadurch letzten Endes zu einer schweren Infektion führen kann.

»Daher empfehlen die Herausgeber der Studie, die Spritzen von nun an nur noch in den Oberarm zu geben«, fuhr mein Chef fort. »Da kann der Muskel noch ohne Probleme erreicht werden. Und das werden wir von nun an ebenso handhaben. Die Deutschen werden schließlich auch immer fetter.«

Mit diesen Worten verabschiedete sich mein Chef.

Wir Schwestern und Pfleger sahen ihm ratlos hinterher. Ja, es stimmte, dass wir Deutschen immer dicker werden – aber gleich so dick, dass die Spritzen nicht mehr länger die Gesäßmuskeln erreichen?

Auch wenn der Body-Mass-Index – ein Indikator zur Festlegung von Übergewicht – in den USA ähnlich hoch ist wie in

Deutschland (der amerikanische Mann liegt im Schnitt bei einem Body-Mass-Index von 28, der deutsche bei 27), so sind die Auswüchse nach oben doch ganz andere.

Für alle, die sich mit dem Thema nicht auskennen: Wer einen Body-Mass-Index über 25 hat, gilt als zu dick, wer bei über 30 liegt, gilt als fettleibig.

Nun gibt es in den USA einen Haufen Menschen, die einen Body-Mass-Index von 60 und mehr haben. Der höchste mir bekannte lag bei 110 – bei einem 360-Kilo-Patienten. Wer einmal auf dem Flughafen in Miami war und die zahlreichen Fluggäste gesehen hat, die mit Golfwägelchen durch den Terminal gefahren werden, weil sie zu dick sind, um zehn Schritte zu gehen, der weiß, wovon ich spreche. 200-Kilo-Menschen sind in den USA beim besten Willen keine Seltenheit – bei uns hingegen schon. Dort drüben lebt eine ganze Industrie davon, sich der Mega-Dicken anzunehmen, selbst XXL-Särge gibt es mittlerweile zu kaufen.

Von diesen Szenarien sind wir in Deutschland zum Glück noch weit entfernt – was meinen kleinen, dünnen Chef allerdings nicht weiter interessierte. Wahrscheinlich sind aus seiner Perspektive so ziemlich alle Menschen dick.

Wir Schwestern und Pfleger setzten unsere intramuskulären Spritzen von diesem Tag an in den Oberarm. Wenigstens blieb uns seitdem der Anblick unzähliger Popos erspart – was durchaus von Vorteil sein kann.

* * *

Doch nicht nur unser Chefarzt konnte übertrieben auf wissenschaftliche Studien reagieren.

Es war drei Uhr nachts, als es aufgeregt an der Tür der Notaufnahme klopfte. Beim Öffnen schlug mir die kalte Winterluft entgegen. Es war Februar, die Temperaturen lagen weit unter null Grad.

Vor der Tür stand ein Mann um die fünfzig, der mich aus rotumränderten Augen verzweifelt ansah. Er hatte tiefe Schatten unter den Augen und sah so aus, als habe er seit Tagen nicht mehr geschlafen. Mit dieser Vermutung lag ich richtig.

»Bitte, helfen Sie mir, ich kann nicht mehr ...«, stöhnte er, und natürlich ließ ich den Mann sofort rein.

Besorgt begleitete ich ihn zu einem Stuhl, auf dem er sich völlig ermattet niederließ.

»Was ist mit Ihnen?«

»Ich kann nicht mehr, ich kann nicht mehr ...«, jammerte er verzweifelt.

»Jetzt beruhigen Sie sich erst mal. Was ist denn los? Haben Sie Schmerzen?«

»Ich weiß nicht, wann ich das letzte Mal geschlafen habe ... ich fühle mich wie ein Zombie ... ich glaube, ich bin seit Tagen wach ... ich kann nicht mehr ...«

Verzweifelt vergrub er sein Gesicht in den Händen und begann zu schluchzen. Was war nur mit ihm los?

»Versuchen Sie, sich zu beruhigen«, sagte ich. »Sie müssen mir beschreiben, was los ist, sonst können wir Ihnen nicht helfen. Haben Sie Schmerzen?«

»Ja ... auch ...«

»Auch? Was heißt auch?«

»Die Atmung ...«

Er schnappte nach Luft.

»Die Atmung will nicht mehr ...«

Bei Problemen mit der Atmung müssen wir Schwestern sofort einen Arzt hinzuziehen. Ein Lungenödem beispielsweise ist von außen schwer zu erkennen und kann innerhalb kürzester Zeit zum Tode führen, wenn es nicht sofort behandelt wird.

Ich glaubte zwar nicht, dass der Mann ein solches Ödem hatte, konnte es natürlich aber auch nicht ausschließen.

Bevor ich die Personalien des Mannes aufnahm, rief ich also zur Sicherheit Dr. Alma A. an, die seit einer Stunde im Ärztezimmer schlief. Die arme Frau Doktor bekam letzter Zeit auch kaum noch Schlaf, ein Schicksal, das viele Ärzte und Schwestern teilen.

Mit kleinen Augen und verwuscheltem Haar kam Dr. A im Laufschritt herbeigeeilt.

»Beschreiben Sie mir noch mal genau, wo das Problem beim Atmen liegt«, wies sie den Patienten an.

»Zu wenig Luft«, stöhnte der Mann. »Ich kriege einfach zu wenig Luft in meine Lungen.«

»Immer? Bei jedem Atemzug? Oder gibt es da Unterschiede?«

»Durch die Nase geht es gar nicht. Nur wenn ich mit dem Mund ganz offen atme, geht es einigermaßen. Aber davon wird mein Hals ganz trocken ... es ist nicht auszuhalten ... ich kann überhaupt nicht mehr schlafen ...«

»Und wo haben Sie die Schmerzen?«

»Hier.«

Der Mann zeigte auf seine gerötete Nase.

»Hier ist alles ganz wund.«

»Okay. Aber abgesehen von der Nase? Haben Sie Stiche in der Brustgegend?«

»Nein. Nur die Nase tut weh.«

Dr. A. seufzte, als habe sie schon eine böse Ahnung. Und auch ich befürchtete das Schlimmste. Trotzdem hörte sie die Lunge des Mannes ab, bevor sie die niederschmetternde Diagnose aussprach.

»Sie haben einen Schnupfen.«

»Wie bitte?«

»Ihre Nasenschleimhäute sind aufgrund einer Erkältung ge-schwollen, Ihre Nase sitzt zu. So ist das bei Schnupfen. Ist das der erste Ihres Lebens?«

Dr. A. war ein wenig gereizt.

»Äh ... also ...«, stotterte der Mann. »Ich kann aber doch schon seit Tagen nicht schlafen!«

»Haben Sie ein Nasenspray benutzt?«, fragte Dr. A.

»Nein. Ich habe in einer Studie gelesen, dass man davon süchtig werden kann«, jammerte der Mann.

Alma A. verdrehte die Augen.

»Aber doch nicht, wenn man es bei einem starken Schnup-fen anwendet! Meine Güte! Sie kommen nachts in die Notauf-nahme, weil Ihre Nase zusitzt und machen sich Sorgen da-rüber, von einem Nasenspray abhängig zu werden?«

Jetzt war Dr. A. auf 180. Was ich gut verstehen konnte. Wütend ging sie an eine Schublade und nahm ein Nasenspray heraus.

»Das sprühen Sie sich jetzt in die Nase. Außerdem trinken Sie viel Wasser und legen sich ins Bett. Auf Wiedersehen.«

Erzürnt drehte sie sich um und ging.

»Na, die hat ja eine Laune«, sagte der Mann. Dann sah er meinen Gesichtsausdruck, packte hastig das Nasenspray ein und suchte das Weite.

* * *

Auch in der Notaufnahme eines Krankenhauses hat man so et-was wie Stammgäste. Dazu gehören natürlich einerseits die chronisch kranken Patienten, die aufgrund von Anfällen oder Ähnlichem häufig zu uns gebracht werden müssen. Dann gibt es die Suchtpatienten, die wegen Überdosierungen oder Stür-zen andauernd bei uns sind.

Und dann gibt es Patienten wie Irmi L.

Irmi L. kam regelmäßig zu uns. Die 71-jährige Dame litt entweder unter einer psychischen Erkrankung oder unter krasser Einsamkeit. Keins von beidem würde sie sich aber jemals eingestehen. Sie selbst sah sich regelmäßig in einem absolut lebensbedrohlichen Zustand.

Im Abstand von vielleicht zehn Tagen rief sie den Rettungsdienst, klagte über starke Atemnot und ließ sich ins Krankenhaus fahren. Stets erwartete sie die Rettungssanitäter mit einem gepackten Köfferchen in der Hand und war jedes Mal wie felsenfest davon überzeugt, dass sie für ein paar Tage im Krankenhaus verweilen durfte.

Am Anfang war dem natürlich so. Einer Atemnot muss schließlich auf den Grund gegangen werden. Doch spätestens nach dem fünften Mal wussten wir, dass Irmi L. kerngesund war. Abgesehen von ihrer Psyche natürlich.

Trotzdem konnten wir die Frau nicht einfach abweisen. Es war ja durchaus möglich, dass sie irgendwann tatsächlich einmal etwas Ernsthaftes hatte, und das mussten wir selbstverständlich ausschließen.

»Ich kriege keine Luft mehr!«, stöhnte sie auch an jenem Nachmittag, als sie wieder mal von Frank mit dem Rettungswagen zu uns gebracht wurde.

»Hallo, Frau L., dann setzen Sie sich mal«, sagte ich nur und setzte sie direkt neben eine Inhaliermaschine.

Die Erfahrung hatte gezeigt, dass man der guten Frau nur eine Verneblermaske zum Inhalieren aufsetzen musste und es ihr dann gleich viel besser ging.

»Ach Schwester, gut, gut ...«, gab sie nur stöhnend von sich und setzte sich wie ein sterbender Schwan neben das Gerät.

»Zum Glück habe ich ja Maskulogie studiert«, sagte sie. »Da weiß ich ja, wie das mit der Maske hier geht.«

Ich versuchte, möglichst ernst zu nicken.

»Gut, Frau L. Ich hole dann mal Ihre Medizin.«

Das A und O im Umgang mit einer Person wir Frau L. war es, ihr das Gefühl zu vermitteln, dass man sie ernst nahm. Die kerngesunde Frau bekam nur eine Kochsalzlösung zum Inhalieren, aber das reichte ihr.

Nach wenigen Minuten ging es ihr besser.

»Kann ich jetzt auf mein Zimmer?«, fragte sie dann, als wären wir an der Rezeption eines Ferienhotels.

Das ging natürlich nicht. So leid mir die vermutlich sehr einsame Frau auch tat, als Krankenschwester in der Notaufnahme habe ich nicht ansatzweise Zeit, mich um einsame, aber völlig gesunde Personen zu kümmern. Irgendwie musste ich also versuchen, sie wieder loszuwerden. Auch für diesen Fall hatte ich inzwischen eine erprobte Strategie.

»Ich muss Ihnen erst Blut abnehmen«, sagte ich.

Frau L.s Augen weiteten sich vor Entsetzen.

»Mit einer Spritze?«

»Selbstverständlich. Moment, ich hole sie rasch.«

Ich drehte mich um und hatte mich noch keine fünf Meter von Frau L. entfernt, als ich schon ihre Schritte auf dem Linoleum hörte. Aus dem Augenwinkel sah ich, wie sie aus dem Krankenhaus huschte.

Die Angst vor einem kleinen Pikser hatte sie vertrieben.

Für heute war es also gut. In vermutlich zehn Tagen würde ich sie dann wiedersehen.

Und die Krankenkasse würde wieder mindestens 200 Euro zahlen. Denn so viel kostete jede Fahrt mit dem Rettungswagen.

Einsamkeit hat ihren Preis.

* * *

Im Gegensatz zu Frau L. hatte mein nächster Patient definitiv Gesundheitsprobleme. Und zwar gewaltige.

Es war zwei Uhr in der Früh, als ich zu Rocco S. in den Behandlungsraum kam. Ich sah sofort, dass der Mann unter starken Schmerzen litt. Barfuß lag er auf einer Liege und hatte die Hände zu Fäusten geballt, um ein Wimmern zu unterdrücken. Beide Füße waren dick geschwollen und blaugrün verfärbt.

»Was ist passiert? Hatten Sie einen Unfall?«, fragte ich ihn mitleidig, während ihm der Chirurg Dr. Claas H. ein Schmerzmittel in den Arm injizierte.

Rocco S. brauchte einen Moment, bevor er einen klaren Satz sprechen konnte.

»Ja. Sozusagen.«

»Können Sie mir den Unfallhergang beschreiben?«

»Ich ... ähm ... ich bin gestürzt.«

»Mitten in der Nacht? Wo sind Sie denn gestürzt?«

»Ich ... bin Schlafwandler«, sagte er zögernd. »Und dabei bin ich aus dem Fenster gestürzt. Auf dem Rasen bin ich dann wach geworden und zurück ins Haus gegangen, um einen Rettungswagen zu rufen.«

Ich betrachtete seine schwarze Jeans und sein dunkles Sweatshirt. Hatte er in diesem Outfit geschlafen? Oder hatte sich der Mann nach seinem Sturz etwa noch umgezogen? Schwer vorstellbar. Doch eigentlich ging mich das gar nichts an. Meine Aufgabe war es, mich um die Verletzungen des Mannes zu kümmern, nicht um seine Kleidung.

»Wo tut es denn genau weh?«, fragte der Arzt nach.

»Hier, hinten an den Fersen. Ich glaube, es ist nur eine Prellung. Jetzt mit der Spritze geht es schon viel besser ...«

Rocco S. wollte sich aufsetzen.

»Halt, halt. Mit so einer Spritze würden Sie sich sogar besser fühlen, wenn Ihnen die Füße amputiert worden wären. Nein, so kann ich Sie nicht gehen lassen. Wir müssen Sie röntgen.«

Ich griff zum Telefon und rief den Röntgenassistenten, der wenig später mit müden Augen im Behandlungsraum eintraf und den Patienten abholte.

»Das sieht mir nach einem doppelseitigen Bruch aus«, sagte der Doktor, als er die Röntgenbilder wenig später in den Händen hielt. »Sie haben sich beide Fersenbeine gebrochen. Und damit sind Sie noch gelaufen? Das ist ja unglaublich!«

»Ja, damit hat er tatsächlich noch fast 100 Meter zurückgelegt«, erklang in dem Moment eine fremde Männerstimme.

Erschrocken drehten wir uns um. Zwei uniformierte Polizisten standen im Raum, und Rocco S. stöhnte verzweifelt auf.

»Er war gerade dabei, eine Wohnung auszuräumen, als er von dem Mieter überrascht wurde«, erklärte der eine Beamte. »Todesmutig sprang er dann vom Balkon. Leider aus dem zweiten Stock.«

Die Polizisten grinsten.

»Und obwohl wir erst eine Viertelstunde später vor Ort waren, haben wir ihn ruckzuck gefunden«, sagte der andere Polizist stolz.

Kein Wunder, dachte ich mir nur. Mit zwei gebrochenen Fersenbeinen konnte man schlechter laufen als jeder Schlaganfallpatient.

Dr. Claas H. war in der Zwischenzeit ziemlich sauer geworden.

»Und so einen Verbrecher lassen Sie hier ohne Handschellen liegen?«, sagte er wütend. »Das ist ja unverantwortlich!«

»Ach was«, wehrte der eine Beamte ab. »Erstens waren wir nur am Kaffeeautomaten, und zweitens kann der doch gar nichts machen! Wo soll der denn hinlaufen? Wer in fünfzehn

Minuten hundert Meter zurücklegt, ist wahrlich keine Gefahr«, grinste er.

Da hatte er vermutlich recht.

»Schlafwandler, so, so ...«, sagte ich zu Rocco S., als ich ihn in den OP fuhr.

Rocco S. wich meinem Blick aus.

»Ich dachte, Sie kümmern sich nicht richtig um mich, wenn Sie erfahren, was wirklich passiert ist«, meinte er leise.

»Was für ein Unsinn. Jeder, der sich hier normal benimmt, wird auch normal behandelt. Keine Sorge, wir machen Sie schon wieder fit.«

»Fit für den Knast oder wie?«, stöhnte Rocco S.

Ich warf ihm einen bedauernden Blick zu. Meine Sympathie für Berufsverbrecher hielt sich normalerweise zwar in Grenzen, allerdings wusste ich ja nicht, warum Rocco S. zum Einbrecher geworden war. Für gewöhnlich steckt eine persönliche Tragödie hinter solch einer kriminellen Laufbahn.

»Vielleicht ist es jetzt Zeit für einen Neuanfang«, sagte ich deshalb. »Vielleicht kriegen Sie ja Bewährung und können den ganzen Mist hinter sich lassen.«

»Das wäre schön«, seufzte Rocco S., und ich drückte ihm beide Daumen, dass er es schaffen würde.

* * *

Nicht nur bei der Einschätzung ihres Leidens liegen manche Patienten ganz schön daneben, nein, auch wofür ein Krankenhaus überhaupt da ist, wird manchmal recht eigenwillig interpretiert.

Wie schon erwähnt, ist Dr. Claas H. ein Baum von einem Mann. Der Chirurg ist über 1,90 Meter groß und hat so breite Schultern wie ein Profischwimmer. Er spricht mit tiefer

Stimme und vermittelt den Eindruck, als könne ihn nichts erschüttern.

Dieser Eindruck täuscht.

»Schwester Anna«, sagte er irgendwann zu mir. »Das klingt jetzt vielleicht ein bisschen doof, aber ich glaube, da unten ist was.«

Versunken in meinen medizinischen Alltag missverstand ich ihn leider.

»Dann wenden Sie sich besser an unseren Urologen, der versteht mehr davon«, antwortete ich gedankenverloren.

»Um Himmels willen, nein«, entgegnete Dr. H. entsetzt. »Ich meine im Keller. Unten im Keller ist irgendwas.«

»Oh. Verstehe. Und was soll da unten sein?«

»Keine Ahnung. Aber immer, wenn ich ins Archiv muss, höre ich da unten so merkwürdige Geräusche. Vielleicht können Sie mal nach dem Rechten sehen? Danke.«

Mit diesen Worten ging unser hochgewachsener und kräftiger Chirurg wieder an die Arbeit. Erstaunt sah ich ihm nach.

Ich bin zwar wahrlich kein ängstlicher Typ, aber natürlich war ich nicht unbedingt scharf darauf, im dunklen Untergeschoss nach komischen Geräuschen zu suchen. Und es überraschte mich schon sehr, dass dieser Kerl sich nicht selbst traute, der Sache auf den Grund zu gehen und stattdessen eine Krankenschwester schickte.

Aber: Selbst ist die Frau, und da gerade keine Patienten zu versorgen waren, machte ich mich seufzend auf den Weg.

Unser Krankenhaus ist groß, sehr groß sogar. Es gibt verschiedene Treppenhäuser, doch nur von einem hat man Zugang zum Untergeschoss. Hier befindet sich neben dem Archiv noch die Bettenaufbereitungsstelle, in der sowohl die schmutzige Bettwäsche als auch die benutzten Betten gereinigt und desinfiziert werden.

Mit einem unguten Gefühl in der Magengegend betrat ich das Untergeschoss. Passenderweise flackerte auch noch die Neonröhre an der Decke, sodass ich mir fast wie in einem Horrorfilm vorkam und kurz davor war, ein munteres Liedchen anzustimmen, um mir etwas Mut zu machen.

Ich musste über mich selbst den Kopf schütteln.

»Du bist im Keller eines Krankenhauses«, sagte ich leise zu mir selbst. »Nicht in einer Vampirgruft.«

Just in diesem Augenblick hörte ich es.

Was war das? Es klang wie ein Krächzen oder Schnaufen – war das ein Tier? Vielleicht ein Igel oder ein Marder?

»Chr, chr, chr, puuuuh ...«

Aber was für ein Tier sollte solche Geräusche von sich geben? Ich hielt den Atem an und lauschte noch einmal.

Nein, das war kein Tier. Das war ... ja, da schnarchte doch jemand! Das war eindeutig menschliches Schnarchen! Wo kam das bloß her? Und wer zur Hölle schnarchte hier unten im Keller vor sich hin? Ein verwirrter Patient, der sich verlaufen hatte?

Ich versuchte, die Richtung auszumachen, aus der das Schnarchen kam. Nach wenigen Minuten wurde ich fündig.

Unter dem letzten Treppenabsatz hatte es sich ein Obdachloser gemütlich gemacht. Der gute Mann hatte schmutzige Bettwäsche aus der Bettenaufbereitungsstation gemopst und sich damit ein mehr oder weniger gemütliches Lager hergerichtet – besonders angesichts der Flecken auf der Wäsche hielt sich der Gemütlichkeitsfaktor meiner Meinung nach in Grenzen, was dem Mann aber offensichtlich egal war. Er hatte sich mehrere Decken, Kissen und Laken geholt, mit denen er den Boden ausgepolstert und sich zugedeckt hatte.

Ich konnte verstehen, dass er es unter unserem Treppenabsatz angenehmer fand als draußen auf der Straße, doch mir blieb leider nichts anderes übrig, als ihn zu vertreiben. Dafür musste ich ihn aber erst mal wach kriegen.

»Hey, junger Mann«, sagte ich zu ihm. »Aufwachen. Sie können hier nicht bleiben. Wachen Sie auf!«

Bis auf ein lautes Schnaufen zeigte der Mann nicht die geringste Reaktion.

»Hallo!«, versuchte ich es energischer. »Aufwachen!«

Wieder keine Reaktion. Also musste ich ihn wohl oder übel wachrütteln. Da ich mir allerdings ungefähr vorstellen konnte, woher die rotbraunen und gelben Flecken auf dem Laken kamen, in das er sich gewickelt hatte, fiel mir diese Aktion wahrlich nicht leicht. Mit etwas Überwindung fasste ich ihn schließlich an der Schulter, rüttelte und rief dabei immer wieder: »Aufwachen!«

Kurz darauf blinzelte der Mann mich müde an – und flippte völlig aus.

»Finger weg! Lass mich gefälligst pennen, du blöde Kuh!«, ranzte er mich an. »Das ist hier ein öffentliches Gebäude! Ich darf hier sein!«

Eine völlig falsche Einschätzung. Zum einen ist ein Krankenhaus kein öffentliches Gebäude und selbst wenn, dürfte er hier noch lange nicht schlafen.

Einen Moment lang überlegte ich, ob ich ihm etwas über die Infektionsgefahr erzählen sollte, die von den verschmutzten Laken ausging, aber das erschien mir doch recht sinnlos. Zumal der Mann eine beeindruckende Fahne hatte.

»Ich muss die Polizei rufen, wenn Sie nicht freiwillig gehen«, sagte ich stattdessen mit fester Stimme.

Was dann folgte, war eine Beschimpfungsorgie erster Klasse, die ich hier nicht in aller Ausführlichkeit beschreiben möchte, zumal praktisch jedes Wort weit unter der Gürtellinie war. Alle denkbaren und undenkbaren Worte für das weibliche Geschlecht schrie er mir entgegen.

Ich versuchte, mir nichts anmerken zu lassen – und verfluchte Dr. H., dieses große, aber ängstliche Muskelpaket von einem Arzt, das mich hier hingeschickt hatte.

Ich drohte noch ein paar Mal mit der Polizei, und endlich erhob sich der Mann von seinem Lager. Allerdings ließ er es sich nicht nehmen, mir noch vor die Füße zu spucken, ehe er das Krankenhaus verließ.

Als er endlich weg war und ich die dreckigen Laken einsammelte und zur Bettenaufbereitungsstation brachte, war meine Laune genau wie ich – im Keller.

Warum musste ich so etwas machen? Gehörte das wirklich zu meinem Job? Ich war doch nicht Krankenschwester geworden, um irgendwelche gestrandeten Existenzen zu vertreiben, die mich fertigmachen wollten!

Während ich mir wütend und aufs Gründlichste meine Hände desinfizierte, klingelte mein Handy.

»Schwester Anna, wo sind Sie denn?«, quengelte Dr. H. »Ich brauche Sie hier dringend!«

Ohne auch nur ein Wort zu sagen, drückte ich das Handy aus. Zornig stand ich unter der flackernden Neonröhre und schrie einmal aus tiefstem Herzen: »Verdammt noch mal!«, bevor ich mich wieder an die Arbeit machte.

Herr H. würde sich noch ein paar Takte von mir anhören müssen.

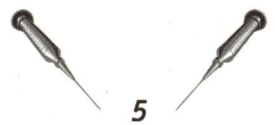

5

Frohes Neues … – Mit Böllern und Brandwunden ins neue Jahr!

*A*rbeiten, wenn andere feiern – wenn man an solche Jobs denkt, fällt einem zuerst die Gastronomie ein. Obwohl das für das medizinische Personal einer Notaufnahme natürlich genauso gilt. Immer dann, wenn alle Menschen feiern, sei es nun zur Fußballweltmeisterschaft oder an Weihnachten, haben wir richtig viel zu tun. Nicht in jedem Fall ist Alkohol im Spiel, der an solchen Tagen in besonderem Maße fließt, aber natürlich oft.

Andere feiertagstypische Erkrankungen wären zum Beispiel die klassischen Fondue-Verbrennungen, die um die Weihnachtszeit häufig passieren, oder die festsitzenden Glasscherben, die wir in der Karnevalszeit gerne aus den Patienten ziehen.

Und selbstverständlich herrscht auch Silvester Hochkonjunktur in der Notaufnahme. Es ist die Zeit der Brandwunden und Alkoholleichen. Ständig wird ein neuer Patient gebracht, überall warten Platzwunden und Brandblasen darauf, verarztet zu werden. Es geht zu wie im Bienenstock, und praktisch jeder Neuzugang hat entweder einen über den Durst getrunken oder sich beim Böllern ungeschickt angestellt.

Doch es gibt in jenen Nächten durchaus den ein oder anderen Patienten, der von anderem Leid geplagt ist.

Solch ein Patient war Frank S., der zu der raren Spezies zählte, die Silvester nüchtern in die Notaufnahme kam.

Kurz nach eins wurde der junge Mann bei uns eingeliefert und klagte über starke Darmschmerzen.

»Ich hab keine Ahnung, was da los ist«, sagte er. »Aber es tut wirklich höllisch weh.«

»Wann hatten Sie das letzte Mal Stuhlgang?«, stellte ich meine Routinefrage.

Eine ordentliche Verstopfung ist nämlich häufig die Ursache für Darmschmerzen.

»Heute Morgen«, gab er mir zur Antwort.

»Und das ging alles völlig problemlos?«, fragte ich nach, während ich seinen Patientenbogen ausfüllte.

»Ja«, sagte Frank S. knapp.

»Haben Sie sonst schon mal Probleme beim Stuhlgang gehabt?«

»Nein.«

»Okay, dann kommen Sie mal mit.«

Ich zeigte ihm Umkleidekabine und Behandlungsraum und bat ihn, sich unten rum frei zu machen.

In einem proktologischen Behandlungsraum sieht es ähnlich aus wie in einer gynäkologischen Praxis. Der Untersuchungsstuhl ist der gleiche, und auf einem solchen nahm Frank S. kurz darauf auch Platz.

Ich bedeckte seinen Intimbereich mit einem Laken und sagte ihm, dass der Arzt gleich bei ihm sein würde.

»Ja, okay«, sagte Frank S. »Geht wohl vielen so wie mir, was?«

Vielleicht hätte ich an dieser Stelle hellhörig werden müssen, wurde ich aber nicht.

»Na ja, die meisten kommen wegen zu viel Alkohol oder weil sie sich beim Feuerwerk dumm angestellt haben«, antwortete ich ihm daher nichtsahnend. »Sie sind eher eine Ausnahme.«

In dem Moment kam auch schon Dr. Claas H. Ich sah ihm an,

dass er genervt war. Kein Wunder, der Abend war bisher äußerst stressig verlaufen, und Enddarmuntersuchungen waren sowieso nicht sonderlich beliebt. Vor einer halben Stunde hatte er noch einen Patienten versorgt, der eine Rakete aus seinem Allerwertesten hatte starten lassen, und ich schätze, Herr Doktor vermutete bei Frank S. ähnliche Silvesterspielereien.

Er schaute auf den Patientenbogen und murmelte miesepetrig vor sich hin.

»Aha, letzter Stuhlgang heute Morgen. Hatten Sie da schon Beschwerden?«, fragte er Frank S.

»Nein.«

»Haben Sie sich irgendetwas anal eingeführt?«

»Nein.«

»Okay. Ich guck mir das jetzt mal an. Vielleicht haben Sie eine Hämorride, dann haben wir das Problem schnell gelöst.«

Dr. H. begann, den Anus und die Umgebung sorgfältig nach Veränderungen zu untersuchen und abzutasten. Da schien alles in Ordnung zu sein.

»Ich muss jetzt den unteren Teil des Mastdarmes mit dem Finger austasten«, kündigte er dem Patienten an. »Wenn keine entzündlichen Erkrankungen oder Engen vorliegen, ist das höchstens etwas unangenehm. Melden Sie sich bitte, wenn die Schmerzen stärker werden.«

»Okay«, meinte Frank S. nur.

Doch auch die Austastung brachte kein Ergebnis.

»Ich kann so nichts finden. Also noch eine Proktoskopie«, seufzte der Arzt.

»Was ist das?«, fragte Frank S.

»Eine Spiegelung des Anus. Wie ist es denn mit Ihren Schmerzen? Sind die schlimmer geworden oder gleich geblieben?«

»Keine Veränderung. Tut immer noch genauso weh.«

»Okay, dann wollen wir mal.«

Nach der Proktoskopie war Dr. H. vollkommen ratlos.

»Also, ich kann bei Ihnen überhaupt nichts finden«, sagte er. »Keine Hämorriden, keine Fisteln, keine Veränderung an der Schleimhaut, nichts. Ihr Enddarm scheint vollkommen in Ordnung zu sein. Ich befürchte, wir müssen eine komplette Darmspiegelung machen, um Ihren Schmerzen auf die Spur zu kommen.«

»Wenn das wirklich sein muss«, sagte Frank S. »Könnten Sie sich denn vielleicht vorher mal meinen Arm angucken? Der tut nämlich langsam wirklich wahnsinnig weh.«

Totenstille.

Das Einzige, was man hörte, war das Herunterklappen des ärztlichen Unterkiefers.

Ich hatte das Gefühl, als ob ich Frank S. drei Stunden sprachlos angestarrt hätte, aber vermutlich waren es gerade mal drei Sekunden.

»Ihr Arm? Wieso der Arm? Was ist denn mit Ihrem Arm?«, fragte ich, obwohl ich die Antwort bereits ahnte.

»Na, der tut total weh! Deshalb bin ich doch hier!«

Dr. H. war immer noch sprachlos. Wie in Zeitlupe drehte er sich zu mir um und starrte mich an.

»Der Arm? Der DARM, Sie hatten doch von DARMschmerzen gesprochen!«, rief ich fassungslos und raufte mir die Haare.

»Nee, ARMschmerzen«, sagte Frank S. »Ich muss mir irgendwie beim Böllern was ausgerenkt oder gezerrt haben. Keine Ahnung, auf jeden Fall tut es tierisch weh.«

Dr. H. schnappte kurz nach Luft und war dann wieder in der Lage zu sprechen.

»Und wieso lassen Sie eine proktologische Untersuchung über sich ergehen, wenn Sie Schmerzen im ARM haben?«, fragte er ungläubig.

»Ich war noch nie im Krankenhaus«, sagte Frank S. »Ich dachte, das ist immer so!«

In dem Moment merkte ich, wie mein Bauch zu vibrieren begann, und gleich darauf zuckte mein ganzer Oberkörper. Ich biss mir auf die Lippen und drückte meine Fingernägel in meine Handflächen, aber so sehr ich mich auch bemühte, den aufkommenden Lachkrampf zu unterdrücken, es gelang mir nicht.

Mit einem Mal platzte es aus mir heraus. Ich konnte mir gerade noch eine Hand vor den Mund halten und einen Hustenanfall vortäuschen und aus dem Raum flitzen. Vor der Tür wäre ich vor Lachen beinahe gestorben.

Zwei Tage später musste ich zwischendurch immer noch kichern, wenn ich an Frank S. und seine Armschmerzen dachte – die in der Tat auf einen kleinen Sehnenanriss zurückzuführen waren.

Und natürlich rein gar nichts mit dem Darm zu schaffen hatten.

* * *

Anders als bei Frank S. fallen die Verletzungen vieler Patienten allerdings sofort ins Auge.

Das Bein von Charlotte Z. etwa sah so aus, als wäre es von einer Maschinengewehrsalve getroffen worden. Bei der Wundversorgung zählte ich sagenhafte 63 Brandverletzungen, die zum Teil so aussahen, als wären brennende Zigaretten auf der Haut des Teenagers ausgedrückt worden.

»Um Himmels willen! Was hast du bloß gemacht?«, fragte ich das Mädchen entgeistert.

Die 17-Jährige war völlig aufgelöst, was einerseits an ihren Schmerzen liegen durfte, andererseits aber auch an einem Burschen namens Tommy Hilfiger.

»Meine Hilfiger! Meine nagelneue Hilfiger! Die hat 200 Euro gekostet! Jetzt ist sie im A***! Sch***, Mann!«

Traurig blickte sie auf ihre abgebrannte Schlaghose, die in der Tat nicht mehr zu retten war.

Ich wedelte die Fahne aus Alkopops und Kölsch, die aus ihrem Mund kam, fort.

»Du solltest dir mehr Sorgen um dein Bein machen«, sagte ich. »Du hast irres Glück gehabt, dass die meisten Verletzungen nur oberflächlich sind. Wie ist das überhaupt passiert?«

»Ein Chinaböller«, lallte das Mädchen, »eine 70er-Lage.«

Offensichtlich glaubte sie, dass damit die Sache erklärt sei.

»Und?«

»Na ja, der Torben hat den ganzen Abend damit rumgeschmissen. Immer voll in die Menge. Und dann hat sich ein so'n Ding in meiner Schlaghose verfangen und dort sein volles Sortiment abgeballert.«

Das Mädchen kicherte.

»Die lacht wenigstens noch«, hörte ich in dem Moment eine weibliche Stimme hinter dem Vorhang verbittert sagen.

Ich zog den Vorhang zur Seite und sah eine knapp 50-Jährige Frau in der Nachbarkabine auf der Behandlungsliege sitzen. Ihr tief dekolletiertes Oberteil war patschnass und der Geruch von Sekt war mehr als penetrant.

»Sie sind doch die Frau aus dem Kiosk bei uns …«, lallte Charlotte und die Frau nickte nur mitgenommen.

»Ja. Und ich habe nichts mehr zu lachen«, sagte sie bitter, und es war unschwer zu übersehen, was sie damit meinte.

Zwischen ihren enorm großen Brüsten hatte sie eine bananenförmige Verbrennung, die einem allein beim Hinschauen wehtat.

»Wie ist das passiert?«, fragte ich sie, während Charlotte Z. einen schrillen Schrei ausstieß.

»Boah, Mann, das ist ja voll krass!«, kreischte das Mädchen und konnte ihren Blick nicht mehr vom Dekolleté der Frau abwenden.

»Es war meine Schuld«, meinte der bedröppelte Ehemann, der neben der Patientin stand, beschämt. »Meine Frau war schon unten auf der Straße, um mit den Nachbarn anzustoßen. Ich stand auf unserem Balkon im ersten Stock und wollte noch meinen Sekt austrinken ...«

»Und der Depp hatte eine Wunderkerze in der Hand!«, keifte seine Frau.

Der Mann nickte. »Ja. Dummerweise ist sie mir aus der Hand gefallen ...«

»... und genau zwischen meinen Brüsten gelandet! Sie glauben gar nicht, wie heiß diese Dinger sind! Wenn mir der Walter von nebenan nicht sofort eine Pulle Sekt in den Ausschnitt gegossen hätte, wäre ich womöglich noch verbrannt!«

»Krass!«, stieß Charlotte Z. wieder hervor und kicherte.

Aber es sollte noch krasser werden.

Hektisch fuhren die Rettungssanitäter einen jungen Mann in die Notaufnahme.

»Starker Blutverlust! Schnell! Wir brauchen sofort einen Arzt!«, rief Frank laut.

Charlotte Z. drehte sich neugierig um. Dann machte sie große Augen.

»Torben? Torben!«

Der junge Mann auf der Liege drehte schwach den Kopf zur Seite und versuchte, Charlotte anzugrinsen. Mehr als eine schiefe Grimasse bekam er aber nicht hin. Bevor er etwas sagen konnte, wurde er schon in den Behandlungsraum geschoben.

Wie sich später herausstellte, hatten Torben und seine Freunde nach Charlottes Hosenunfall noch lange nicht die

Nase voll von Chinaböllern. Bald darauf waren die jungen Männer auf die verhängnisvolle Idee gekommen, in ihrem angetrunkenen Zustand eine Mutprobe zu machen: Wer hielt den brennenden Chinaböller am längsten in der Hand, bevor er ihn in die Luft warf?

Nun, Torben hatte gewonnen. Der Böller war in seiner Hand explodiert und hatte ihm tragischerweise den rechten Zeigefinger abgerissen. Da der Finger durch die Explosion völlig zerstört worden war, konnten unsere Handchirurgen ihn leider nicht wieder annähen.

Kopfschüttelnd verließ ich am Neujahrstag die Notaufnahme. Drei Patienten aus derselben Straße, die alle drei auch noch an schlimmen Brandverletzungen litten und deshalb nahezu zeitgleich bei mir in der Notaufnahme landeten – nein, das hatte ich bisher noch nicht erlebt.

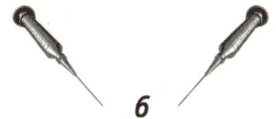

6
Die liebe Familie – Albtraum Angehörige

*I*n Köln gibt es überwiegend Singlehaushalte. So ist das heutzutage in den meisten Großstädten, was erstens an den zahlreichen Studenten liegt, zweitens an den nicht weniger zahlreichen alleinstehenden Senioren und drittens schlicht ein Phänomen unserer heutigen Zeit ist.

Nichtsdestotrotz spielen die lieben Angehörigen gerade für uns Mitarbeiter in der Notaufnahme häufig eine wichtige Rolle. Viele Patienten werden von einem Familienmitglied zu uns gebracht – sei es nun aus Fürsorge, oder weil sie sie selbst verletzt haben. Beides kommt andauernd vor.

Je nachdem, wie der kulturelle Hintergrund unserer Patienten ist, sind die Familienmitglieder dann mehr oder weniger involviert. Es gibt hektische Managertypen, die ihre kollabierte Frau nur schnell bei uns abliefern und dann zum nächsten Termin hetzen, und es gibt die türkische Großfamilienmama, die ihren Mann mit selbst gemachtem Essen versorgt und darauf besteht, ihn jeden Morgen persönlich zu waschen.

Natürlich gibt es auch die Sorte Angehörige, die alles besser wissen und uns nicht zutrauen, dass wir uns anständig um ihre Liebsten kümmern. Ganz schlimm sind da Ärzte, die einen Angehörigen bei uns im Krankenhaus haben. Wenn das der Fall ist, bringe ich immer extra Zeit mit, wenn ich zum Patienten gehe. Sogenannte Diskutier-Zeit.

Insgesamt kann ich sagen, dass die Familien meiner Patienten nicht selten eine Herausforderung für uns darstellen.

So etwas wie im Fall von Cucu I. hatte ich allerdings nur einmal erlebt.

Cucu I. war das Oberhaupt einer großen Roma-Sippe, die seit Jahrzehnten in Köln lebte. Ich wusste nicht, wie viele Mitglieder dieser Clan zählte, aber an diesem Tag wurde mir klar, dass es nicht wenige waren.

Cucu I. hatte elf Kinder. Sein erstgeborener Sohn Ioan wurde wie ein Kronprinz behandelt – was er irgendwie ja auch tatsächlich war. Denn eines Tages würde er seinen Vater ablösen und den Clan anführen, so wollte es die Tradition.

Aber zu diesem Zeitpunkt war Ioan erst zarte 17 Jahre alt und alles in allem ein ziemlich normaler Teenager, der nur ausgewählte Markenkleidung trug und ohne sein Skateboard nicht aus dem Haus ging. Und dieses Skateboard war es dann auch, das ihn in Begleitung seines Vaters zu uns in die Notaufnahme brachte.

Seine Verletzung war nicht gravierend. Ioan hatte einen Bänderriss mit knöcherner Beteiligung im Sprunggelenk. Nicht schön, aber nach einer OP und anschließender Physiotherapie würde er schon bald wieder auf seinem Board die Straßen unsicher machen können.

»Operation?«, sagte sein Vater und musterte mich kritisch. Seine Sorgen standen ihm ins Gesicht geschrieben.

»Ja«, antwortete ich. »Aber es ist reine Routine. Der Doktor wird Ihnen das noch genau erklären.«

»Wann wird er operiert?«

In wenigen Stunden sollte Ioan unters Messer kommen.

»Ich muss meine Familie informieren«, gab der besorgte Vater an und zückte sein Handy.

Nichtsahnend, was das fürs Krankenhaus bedeuten sollte, ließ ich ihn in Ruhe telefonieren.

Eine gute Stunde später, es war inzwischen kurz nach fünf, betraten ca. fünfzig Mitglieder des I.-Clans das Krankenhaus. Mutter, Großeltern, Geschwister, Tanten, Onkel, Cousinen und Cousins – mit Schlafsäcken und Decken ausgestattet machten sie es sich in der Eingangshalle bequem.

Cucu I. koordinierte seine Sippe, wies Schlafplätze zu und sorgte dafür, dass jeder mit Getränken und Stullen ausgestattet war.

Schnellen Schrittes ging ich zu ihm.

»Was ist denn hier los?«, fragte ich ihn irritiert. »Was sollen denn die ganzen Leute?«

»Das ist meine Familie«, sagte er stolz. »Nur ein kleiner Teil davon natürlich. Die Familie hält zusammen, besonders in schweren Zeiten. Wir werden die Nacht durchwachen, bis wir wissen, dass mein Sohn über den Berg ist.«

Ob er etwas falsch verstanden hatte? Oder glaubte er wirklich, ein Bänderriss könnte tödlich sein?

»Sie müssen sich wirklich keine Sorgen machen«, erklärte ich ihm erneut. »Das ist eine harmlose kleine Operation. Sie können ruhig alle nach Hause gehen.«

»Nein. Wir bleiben.«

»Dann bleiben Sie doch mit Ihrer Frau hier«, versuchte ich, ihm einen Kompromiss schmackhaft zu machen. »Dann können Sie gemeinsam warten, bis ihr Sohn wieder aus dem OP ist, und der Rest Ihrer Familie wartet zu Hause.«

»Nein. Wir bleiben alle.«

Ich wies ihn auf vier männliche Familienmitglieder hin, die es sich vor einem der Notausgänge gemütlich gemacht hatten.

»Schauen Sie mal, Sie blockieren ja die Fluchtwege. Das

kann im Ernstfall lebensgefährlich sein. Das geht nicht. Sie müssen wirklich gehen.«

»Wir bleiben.«

Mit diesen Worten drehte er sich um und ging zurück zu seiner Familie. Seine Frau saß umgeben von zahlreichen Kindern und Kleinkindern auf dem Boden und verteilte Kekse, Brote und Getränke, während eine ältere Frau, vermutlich die Großmutter, aus einer Thermoskanne Tee an die Erwachsenen ausschenkte.

Ein Kollege aus der Krankenhausverwaltung war inzwischen dazugekommen und redete vergeblich auf die Anwesenden ein. Das Gleiche versuchten unser Pförtner, ein Pfleger und zwei Stationsärzte, aber meiner Meinung nach hätten sie genauso gut mit den Pflanzen reden können. Der Clan um Cucu I. bewegte sich keinen Zentimeter. Inzwischen reagierte keiner von ihnen mehr auf uns, und alle unterhielten sich nur noch auf Romani.

»Das hat doch keinen Zweck«, sagte ich zu Dr. Claas H., der sich das ganze Spektakel kopfschüttelnd anschaute. »Ich rufe die Polizei.«

Er nickte zustimmend, und wenig später waren die Polizisten vor Ort. Sie kamen mit fünf Mannschaftswagen und mussten jedes einzelne, laut protestierende Familienmitglied aus der Eingangshalle hinaustragen. Teilweise schleppten sie die Leute im Schlafsack vor die Tür.

Nach einer halben Stunde hatten sie es geschafft, und es kehrte wieder Ruhe ein. Die Eingangshalle wurde aufgeräumt, der hinterlassene Müll weggeschafft, und alle atmeten auf, dass der Betrieb wieder normal weitergehen konnte.

Doch nur zwei Stunden später stand Familie I. wieder bei uns auf der Matte. Wieder mit Kind und Kegel, Schlafsäcken und Decken, und diesmal auch noch mit säckeweise McDonald's-Essen, das auf dem Boden verteilt und anschließend gegessen wurde.

»Wir haben keine Straftat begangen«, sagte Cucu I. zu mir. »Wir wollen nur bei unserem kranken Kind wachen, das ist kein Verbrechen, das ist unser Recht.«

Als ich ihm gerade erneut erklären wollte, warum sich sein Clan hier nicht breitmachen konnte, drehte er mir den Rücken zu, schnappte sich einen Big Mac und setzte sich zu den anderen.

Mir blieb nichts anderes übrig, als erneut die Polizei zu rufen. Das Spiel wiederholte sich also, die fünf Mannschaftswagen fuhren vor, die Beamten – nun etwas genervter als vorher – sammelten die Familienmitglieder ein und schafften sie weg.

Anderthalb Stunden später waren sie alle wieder da.

»Ist Ioan schon operiert?«, war nun das Einzige, was Cucu I. mich fragte.

Ich muss zugeben, ich hatte keine Lust mehr, mich mit dem Mann zu unterhalten. Familienzusammenhalt mag ja eine schöne Sache sein, aber diese alberne Dramatisierung der Situation ging mir inzwischen auf die Nerven. Was würde diese Sippe anstellen, wenn einer von ihnen wirklich ernsthaft krank werden würde? Ich wollte es mir nicht ausmalen.

Ohne weiter mit Cucu I. zu diskutieren, rief ich diesmal sofort die Polizei.

Und die war jetzt wirklich übellaunig.

Innerhalb kürzester Zeit fuhren die Mannschaftswagen vor und sammelten die Sippe erneut ein. Als die Beamten einen Platzverweis und ein Aufenthaltsverbot für 24 Stunden verhängten, wurden die männlichen Familienmitglieder aggressiv, und eine Schlägerei lag in der Luft.

»Super«, dachte ich nur zynisch. »Massenschlägerei im Krankenhaus. Dann kann ich nachher den ganzen Clan verletzt auf die Zimmer verteilen!«

Zum Glück kam es nicht so weit. Die Polizisten waren von der Gewaltbereitschaft der Männer nicht im Geringsten überrascht, sondern schienen fast erleichtert, dass nun endlich die Handschellen klicken und sie die Sache damit ein für alle Mal beenden konnten.

»Der Großteil verbringt die Nacht bei uns«, sagte ein Polizist im Gehen zu mir. »Bis morgen früh haben Sie somit auf jeden Fall Ruhe.«

Das war besser als nichts.

Als am nächsten Tag der Clan wieder anrückte, war Ioan längst operiert und konnte entlassen werden. Weinend fiel seine Mutter ihm um den Hals und küsste ihn immer wieder, als wäre er ein Verschütteter, der nach Tagen endlich gerettet worden war. Seine Großmutter, Tanten, eigentlich alle Frauen der Familie, taten es ihr gleich und küssten den Jungen pausenlos.

Ohne den behandelnden Arzt oder eine von uns Schwestern zu fragen, wie die OP gelaufen sei und ob sie jetzt noch irgendetwas beachten sollten, verließ die Sippe unser Krankenhaus.

Ich habe keinen von ihnen jemals wiedergesehen.

Worüber ich nicht traurig bin.

* * *

Auch die Familie von Andrea Z. war besorgt. Anders als der Sohn von Cucu I. ließ Andrea Z. die Fürsorge allerdings nicht stoisch über sich ergehen, sondern reagierte auffällig zickig auf ihre liebe Familie.

Was ich ihr nicht verdenken konnte.

Es war ihr vierzigster Geburtstag. Andrea Z. hatte diesen Tag seit Wochen geplant. Sie wollte endlich mal wieder eine Party machen, richtig groß feiern, mit allen Leuten, die ihr wichtig waren. Ein vierzigster Geburtstag stellte schließlich eine der wenigen Gelegenheiten dar, zu denen man auch mal die Bekannten einladen konnte, mit denen man sonst weniger zu tun hatte, dachte sie.

So hatten sich knapp hundert Freunde eingefunden, um Andrea Z. hochleben zu lassen. Und die Gastgeberin hatte an alles gedacht: Tolle Partylocation, Spitzenessen, noch bessere Getränke und ein guter DJ sorgten für grandiose Stimmung.

Dass die große Sause schon um zehn Uhr abends zu Ende war, hatte Andrea Z. freilich nicht eingeplant. Zu verdanken hatte sie das ihrem Ehemann und ihrem Bruder, mit denen sie kurz nach zehn im Rettungswagen aufgeregt in die Notaufnahme gebracht wurde.

Und die Aufregung schien mir durchaus angebracht.

Andrea Z. sah aus wie eine Moorleiche, als Frank sie mit der Trage in den Behandlungsraum beförderte. Ihr Kopf, das Gesicht und der gesamte Oberkörper waren blutverschmiert. Nein, nicht verschmiert, sie waren einfach komplett mit Blut bedeckt. Selbst der BH von Frau Z. war blutgetränkt, und weil das Blut angetrocknet war, hatte es sich rostbraun verfärbt und klebte nun in dicken Krusten an ihr. Auf dem Kopf trug sie einen provisorischen Verband, ebenfalls blutdurchtränkt.

Der Anblick von Andrea Z. war absolut erschütternd. Sie sah nicht nur blutig aus, sie roch auch so, metallisch süß, eben nach purem Blut. Umso mehr erstaunte es, dass sie in vergleichsweise guter Verfassung war. Zwar stöhnte sie über Schmerzen, aber in erster Linie schien sie auf ihre familiären Begleiter extrem schlecht zu sprechen zu sein.

Wie immer begann ich meine Unterhaltung mit der Frage, was denn passiert sei, während ich eine Infusion mit Schmerzmitteln vorbereitete.

»Mein toller Ehemann und mein noch tollerer Bruder werden Ihnen das sicher gerne erklären«, sagte sie verächtlich und stöhnte vor Schmerzen auf.

Ich rief die beiden Männer an die Tür, vor der sie totenbleich und schuldbewusst warteten.

»Heute ist Andreas Geburtstag«, meinte ihr Ehemann zögerlich.

»Auf den ich mich seit Wochen gefreut habe!«, unterbrach ihn seine Frau böse und stöhnte erneut.

»Schatz, ich hab dir doch gesagt, dass es keine Absicht war ...«

»Das wäre ja auch noch schöner!«

»Es war ein Unfall!«, jammerte der Mann.

Bevor seine Frau ihm weitere Vorwürfe machen konnte, ging ich dazwischen.

»Jetzt mal ganz von vorne«, wies ich ihn an. »Was genau ist passiert?«

»Es ... es war eine große Party«, begann Herr Z. stotternd. »Die Leute waren mit dem Essen fertig, und wir wollten eigentlich gerade die Tanzfläche eröffnen, als mein Schwager die Idee hatte ...«

»Du hattest die Idee!«, fuhr der Schwager vorwurfsvoll dazwischen.

»Also gut, wir beide hatten die Idee ...«

»Nein, nur du! Ich habe nur mitgemacht!«

Seufzend gab sich der Ehemann geschlagen.

»Also gut, ICH hatte die Idee – die mein Schwager aber ziemlich gut fand –, also ich hatte die Idee, meine Frau einmal richtig hochleben zu lassen. Wir packten beide ihren Stuhl und trugen sie durch den Saal zur Tanzfläche. Und dabei sangen alle ›Hoch soll sie leben‹«, sagte Herr Z. und machte eine Pause.

»Ja und dann?«, hakte ich nach.

Herr Z. räusperte sich.

»Tja, dann haben wir sie dreimal hochleben lassen und dabei natürlich auch den Stuhl hoch über unseren Kopf gehoben. Dummerweise haben wir dabei den Deckenventilator übersehen ...«

»Vollidioten!«

»... und da ist sie dann mit dem Kopf hineingeraten«, schloss der Schwager die Ausführungen, und Frau Z. stöhnte noch einmal demonstrativ auf.

Der Chirurg Dr. Claas H. kam in den Behandlungsraum und beendete damit das Gespräch. Er nahm den Verband vom Kopf und begutachtete das Dilemma.

»Das muss genäht werden«, stellte er fest. »Aber so geht das nicht. Schwester Anna, versuchen Sie doch bitte, die Frau von dem ganzen Blut zu befreien, ja? Dann nähen wir das, und Sie bleiben zur Beobachtung hier, okay?«

Mit diesen Worten ließ uns Dr. H. erst mal wieder allein.

Die Schmerzmittel wirkten inzwischen, und Andrea Z. wurde ruhiger, beschwerte sich aber weiterhin über ihren Mann und ihren Bruder, während ich versuchte, sie von dem verkrusteten Blut zu befreien.

In solchen hartnäckigen Fällen konnte Wasserstoffperoxid durchaus hilfreich sein. Dadurch wurde das Blut schön aufgeschäumt und ließ sich relativ leicht entfernen. Außerdem hatte es eine desinfizierende Wirkung, was natürlich auch sein Gutes hatte, da mit so einer Verletzung ein großes Infektionsrisiko einherging.

Vorsichtig begann ich, die Stirn der Frau mit dem Wasserstoffperoxid zu behandeln. Nach einer Weile hatte ich mich bis zu der Stelle vorgearbeitet, an der der Ventilator zugeschlagen hatte. Unterhalb des Haaransatzes schien ein ordentlicher Schnitt zu klaffen.

»Wenn Sie demnächst einen Pony tragen, wird man von der Narbe nichts mehr sehen«, meinte ich tröstend zu ihr.

»Siehste!«, sagte ihr Mann von der Tür aus triumphierend. »Das hab ich dir auch gesagt! Ist doch alles halb so wild!«

»Klappe«, sagte Andrea Z. nur böse.

Da ihre Haare durch das Blut stark an ihrer Gesichtshaut klebten, hatte ich einige Mühe, es abzukriegen. Vorsichtig versuchte ich, sie zu säubern, doch als ich ein wenig rubbeln musste, hielt ich erschrocken inne.

Da bewegte sich irgendwas! Oder hatte ich mich getäuscht? Erneut berührte ich ihre Haare und stellte entsetzt fest, dass ihre ganze Kopfschwarte beweglich war.

Die Frau war tatsächlich skalpiert worden. Wie eine Badekappe konnte ich ihre Kopfschwarte samt Haare vom Schädel wegklappen.

Als ihr Mann das sah, wurde ihm sofort schlecht und er rannte von der Tür weg, um sich auf der Toilette zu übergeben.

Ich klappte die Kopfschwarte wieder zurück und hatte es nun mit einem ganz anderen Problem zu tun.

Durch das Wasserstoffperoxid hatten sich die Verkrustungen an den kleinen Arterien, die die Kopfschwarte mit Blut versorgten, gelöst. Das hatte zur Folge, dass das Blut nun wieder ungehindert aus den Arterien schoss und mit jedem Herzschlag in feinen Strahlen durch den Raum bis an die Wand spritzte. Innerhalb kürzester Zeit sah es in dem Behandlungsraum aus wie auf dem Schlachthof. Alles war rot.

In dem Moment schaute der Bruder der Patientin durch die Tür.

»Wie lange dauert es ...« Er konnte den Satz nicht zu Ende sprechen. Ihm wurde ebenfalls sofort schlecht, und er fragte seine Schwester, ob sie was dagegen habe, wenn er nach Hause ginge.

»Ja, da habe ich zufällig was gegen!«, motzte Andrea Z. »Ich stehe den Schlamassel doch nicht alleine durch! Du bleibst schön da im Flur stehen!«

Ächzend ließ sich ihr Bruder draußen im Gang auf einen Stuhl sinken, und ich hörte, wie er tief ein- und ausatmete.

Endlich hatte ich die Patientin so weit von ihrem Blut befreit, dass Dr. H. mit seiner Arbeit beginnen konnte. Mit einem Schweißgerät mussten die Arterien verödet werden, dann wurde die ganze Schwarte gespült und nochmals gereinigt, bevor der Arzt sie wieder annähte.

Als ich Frau Z. im Rollstuhl und mit einem riesigen Turbanverband auf die Station brachte, saßen ihr Mann und ihr Bruder leichenblass auf dem Flur. Andrea Z. würdigte sie keines Blickes.

»Das verzeihe ich euch nie«, zischte sie nur, als ich sie an den Männern vorbeischob.

Ich konnte sie verstehen. Seinen vierzigsten Geburtstag stellt man sich doch ein wenig anders vor.

* * *

Für das Leiden von Horst T. waren keine Familienangehörigen verantwortlich. Er selbst hatte in seinem Leben alles dafür getan, damit ihn eines Tages der Schlag traf.

Der 63-jährige Mann war extrem übergewichtig und rauchte sechzig Rothändle ohne Filter am Tag. Dennoch schien er nicht damit gerechnet zu haben, dass diese selbstzerstörerische Lebensweise irgendwann einmal Auswirkungen auf seine Gesundheit haben würde.

Allen adipösen Kettenrauchern sei an dieser Stelle gesagt: Ihr Körper wird es Ihnen früher oder später übel nehmen. Also entweder abspecken und Nichtraucher werden, oder nicht so überrascht sein, wenn der Körper sich eines Tages mit einem Schlaganfall rächt.

Die ersten sechzig Minuten nach einem Schlaganfall sind bekanntlich sehr wichtig. Wer schnell ins Krankenhaus gebracht wird, hat bessere, um nicht zu sagen richtig gute Chancen auf eine vollständige Genesung.

Horst T. kam leider nicht schnell zu uns. Seine Frau war beim Frisör, als er den Schlaganfall bekam, und da sie eine aufwendige Dauerwelle inklusive Blondierung auf dem Kopf trug, dauerte es ein Weilchen, bevor sie wieder zu Hause war und ihren Göttergatten reglos auf dem Boden fand.

»Wie lange ist er schon in diesem Zustand?«, fragte ich die aufgelöste Ehefrau, während sich unsere Notärzte um das Leben von Horst T. bemühten.

»Keine Ahnung!«, schluchzte die Frau und begann zu rechnen. »Ich war drei Stunden beim Frisör, eine halbe Stunde hin, eine Stunde zurück – also er war fast fünf Stunden alleine!«

Ich fragte mich unwillkürlich, warum der Hinweg zum Frisör nur eine halbe Stunde gedauert hatte, der Rückweg aber eine ganze, aber das beantwortete mir Frau T. in dem Moment schon selbst.

»Ich habe keinen Führerschein, müssen Sie wissen. Und auf dem Rückweg hatte ich den Bus verpasst. Ich mache mir solche Vorwürfe! Wenn ich pünktlich gewesen wäre, ginge es ihm jetzt vielleicht besser!«

»Das kann man nicht wissen«, versuchte ich, sie zu beruhigen. »Vielleicht hat er den Schlaganfall auch bekommen, als Sie gerade aus der Tür waren.«

Es war ein harter Kampf, den 180 Kilo schweren Horst T. am Leben zu halten. Aber die Ärzte gewannen ihn letztendlich.

Während der vielen Tage, die er auf der Intensivstation verbrachte, traf ich seine Frau immer wieder auf den Fluren des Krankenhauses. In knappen Sätzen erzählte sie mir, welche Fortschritte ihr Mann machte und wie sehr sie sich darüber sorgte, wie das Leben nun weitergehen sollte.

»Mein Mann hat sich doch immer um alles gekümmert«, sagte sie betrübt. »Was soll ich denn jetzt machen, wenn er das nicht mehr kann? Wer kümmert sich denn dann um unsere Finanzen, unsere Wohnung, wer fährt zum Einkaufen – wer soll das denn bloß alles machen?«

Ich sah ihr an, dass sie nur eine Antwort von mir hören wollte: Ihr Mann wird bald wieder ganz gesund sein und sich dann wieder um alles kümmern.

Leider konnte ich ihr das beim besten Willen nicht sagen.

»Sie werden sich um diese Dinge selbst kümmern müssen«, erklärte ich stattdessen.

»Wollen Sie damit sagen, dass mein Mann hinüber ist?«, fragte sie.

Abgesehen davon, dass ich diesen Ausdruck niemals benutzen würde – Horst T. war schließlich kein Gebrauchsgegenstand, –, beschrieb er die Situation in gewisser Weise doch recht treffend.

»Es wird dauern, bis er wieder ganz der Alte ist«, antwortete ich ausweichend. »Möglicherweise wird er nie wieder völlig gesund sein.«

Nach drei Wochen Krankenhausaufenthalt konnte Horst T. schließlich entlassen werden. Er war zu diesem Zeitpunkt nach wie vor stark eingeschränkt in seinem Bewegungsapparat, ein Zustand, der sich durch eine langwierige und anstrengende Reha eventuell verbessern lassen würde.

Im Rollstuhl schob Frau T. ihren Mann durch die Empfangshalle.

»Alles Gute«, sagte ich zu den beiden und drückte ihnen die Hand. Horst T. nickte mir nur zu, da sein Sprachvermögen ebenfalls noch eingeschränkt war.

»Sie schaffen das schon«, sagte ich noch an Frau T. gewandt.

»Danke, Schwester Anna«, entgegnete Frau T. »Inzwischen bin ich ganz guter Dinge. Ich glaube nicht, dass sich bei uns so viel ändern wird.«

Ich lächelte nur, ihren Zweckoptimismus wollte ich um keinen Preis zerstören. Hätte ich zu dem Zeitpunkt schon gewusst, welche absurden Formen diese Einstellung annehmen würde, hätte ich ihr allerdings definitiv ein paar passende Sätze dazu gesagt.

So sah ich den beiden nur nach, wie sie durch die gläserne Eingangstür verschwanden.

Ein dunkler Ford Mondeo fuhr in diesem Augenblick vor. Eine junge Frau stieg aus, winkte dem Ehepaar kurz zu, stieg dann in einen roten Golf, in dem ein junger Mann auf sie wartete, und fuhr davon.

Ich runzelte die Stirn. Jetzt ahnte ich, dass hier irgendetwas schieflief.

Frau T. schob ihren Mann im Rollstuhl zu dem dunklen Wagen, öffnete die Fahrertür und half ihm unter größten körperlichen Anstrengungen hinters Steuer. Dann schob sie schnell den Rollstuhl zum Eingang zurück, eilte zum Wagen und sprang auf den Beifahrersitz. Schief hinterm Steuer sitzend startete Horst T. den Wagen. Als er an meinem Fenster

vorbeifuhr, sah ich noch, wie Frau T. im Spiegel ihren Lippenstift nachzog.

Ich konnte es nicht fassen. Offensichtlich hatte Frau T. jemanden gebeten, den Wagen ihres Mannes zum Krankenhaus
zu fahren, aber nicht, ihren stark beeinträchtigten Gatten
auch nach Hause zu kutschieren.

Mit dem Autofahren aufhören, nur weil man nicht mehr
richtig gehen kann? Pah! Die Rechnung hatte der Schlaganfall
wohl ohne Frau T. gemacht.

* * *

Ich weiß nicht, ob sich Herr T. gegen seine Frau wehren konnte, Justin V. war jedenfalls nicht imstande, gegen seine Familie
etwas zu unternehmen. Vermutlich wird er jedoch niemals erfahren, was in der Nacht bei uns in der Notaufnahme passiert
ist. Denn als er von seinen aufgeregten Eltern zu uns gebracht
wurde, war er gerade mal acht Wochen alt. Ein süßer, kleiner
Säugling, der auf den ersten Blick kerngesund aussah.

Aber aus meiner Erfahrung als Krankenschwester weiß ich
natürlich, dass dieser Eindruck gerade bei Neugeborenen täu-
schen kann. Daher nahm ich die Sorgen der Eltern auch sehr
ernst.

In Ballkleid und Smoking kamen Herr und Frau V. mit dem
kleinen Justin auf dem Arm in die Notaufnahme gestürmt.

»Ich weiß nicht mehr, was ich tun soll«, jammerte Frau V.
aufgelöst. »Er trinkt nicht mehr! Schon den ganzen Tag nicht!
Ich mache mir solche Sorgen!«

»Wann hat er das letzte Mal etwas getrunken?«, fragte ich.

»Heute Morgen. Und da auch nur ganz wenig«, antwortete
die besorgte Mutter.

Das war in der Tat besorgniserregend. Ein Säugling, der

nicht mehr trinken will, ist in der Regel krank, oft genug sogar schwer krank. Da so kleine Kinder sehr schnell austrocknen können, besteht in solchen Fällen dringender Handlungsbedarf. Dehydrierung ist für Kinder dieses Alters lebensgefährlich.

»Wir müssen den Kleinen stationär aufnehmen«, teilte ich ihr mit und erwartete eigentlich als Nächstes die Frage, ob ein Elternteil mit im Zimmer schlafen darf oder wo sie sonst warten können. Stattdessen drückte Frau V. mir nur den Kleinen in den Arm und sagte:

»Gut. Bis später.«

Und raus waren sie. Ich hatte den kleinen Justin kaum richtig genommen, als die Eltern in ihrer Ballrobe bereits durch den Ausgang gerauscht waren.

Schon da beschlichen mich erste Zweifel. Ich hatte noch nie junge Eltern erlebt, die ihr Neugeborenes einfach so alleine im Krankenhaus ließen. Die meisten können sich überhaupt nicht von ihren Kindern trennen und wachen die ganze Nacht am Krankenbett.

Meine Zweifel wurden schnell bestätigt, als wir Justin eine Flasche gaben und er sie völlig normal austrank. Dann machte er noch ein Bäuerchen und schlief friedlich ein.

Auch der Kinderarzt konnte absolut nichts Schlechtes bei ihm feststellen. Ein völlig gesunder Junge, altersgerecht entwickelt, ohne Anzeichen von irgendeiner Krankheit. Mit normalem Trinkverhalten und ohne eine Spur von Dehydrierung.

Es war klar wie Kloßbrühe: Die Eltern missbrauchten uns als Babysitter! So viel Dreistigkeit hatte ich wirklich selten erlebt!

Justin war kerngesund und schlief selig bei uns auf der Station, bis seine Eltern am nächsten Tag wieder bei uns auf der Matte standen, um ihn abzuholen.

Und das Schlimmste an der Sache war, dass wir diese Rabeneltern noch nicht mal anständig zusammenfalten konnten.

»Bei uns hat er den ganzen Tag nichts getrunken! Wie gut, dass Sie ihn wieder hingekriegt haben! Gott sei Dank!«, schwärmten sie und gaben sich dankbar für die moderne medizinische Versorgung.

Natürlich war das von vorne bis hinten gelogen, das war uns allen klar. Aber das Risiko, dass sie nach einer ordentlichen Standpauke womöglich nicht noch einmal ein Krankenhaus betreten würden, selbst wenn dem kleinen Justin wirklich etwas fehlen sollte, war zu groß.

Somit ließen wir sie laufen und konnten nur hoffen, dass der Kleine niemals von dem Tag erfahren würde, als seine Eltern ihn in die Notaufnahme brachten, um in Ruhe feiern zu können.

* * *

Das Gegenteil von solchen Rabeneltern kam wenige Tage später zu uns. Dennis B. wurde von seiner Mutter und seinem Vater zu uns gebracht. Der 22-jährige Mann war geistig und körperlich schwer behindert und ohne seine Angehörigen komplett hilflos. Er saß im Rollstuhl und konnte nur seine Arme und seinen Oberkörper bewegen und kaum sprechen. Es war offensichtlich, dass er von der Hilfe anderer abhängig war.

Ich konnte aber auf den ersten Blick erkennen, dass Dennis B. sehr viel Aufmerksamkeit zuteilwurde. Es war nicht zu übersehen, dass er eine hervorragende Pflege erhielt. Seine Haare waren frisch gewaschen und perfekt frisiert, seine Kleidung war makellos, und der Rest war ebenfalls sehr gepflegt.

Besorgt strich seine Mutter ihm über den Kopf.

»Er hat sich über irgendwas aufgeregt«, sagte sie betrübt. »Und da hat er so wild mit den Armen um sich geschlagen, dass er gegen die Wand gehauen hat. Schauen Sie sich mal seine Hand an!«

Das tat ich. Und Frau B. hatte recht: Dennis' Hand war eindeutig gebrochen. Ich ging vor ihm in die Hocke und sprach ihn direkt an.

»Haben Sie starke Schmerzen?«, fragte ich ihn, und als der junge Mann den Mund aufmachte und ein stöhnendes »Ja« herauspresste, fiel ich fast in Ohnmacht.

Ich habe in meiner langjährigen Tätigkeit im Krankenhaus schon eine Menge erlebt, aber noch nie war mir ein derartiger Gestank entgegengeschlagen. Die gesamte Zahnleiste des Mannes war pechschwarz, Zähne waren im Grunde nicht mehr zu erkennen. Es sah fast so aus, als hätte er eine schwarze Kunststoffleiste im Mund.

Und die Wolke, die aus seinem Inneren kam, konnte man eigentlich nicht mehr als Mundgeruch bezeichnen. Es war ein unbeschreiblicher, abartiger Gestank von Fäulnis, und mir ging sofort durch den Kopf, dass das nicht nur ein ästhetisches Problem darstellte. Kranke Zähne können einen ganzen Körper krank machen.

Seine Mutter bemerkte meine Reaktion auf diese Ausdünstung. Auch wenn ich mich bemüht hatte, normal zu reagieren, war ich wohl doch reflexhaft nach hinten gezuckt.

»Wir haben alles versucht«, sagte sie entschuldigend, und ich sah ihr an, wie sehr sie das Thema mitnahm. »Er ist bei der Pflege sonst sehr kooperativ, aber Zähneputzen geht bei ihm gar nicht.«

»Wir haben ihn schon festgehalten und alles«, meldete sich nun auch der Vater geknickt zu Wort. »Aber Zähneputzen ist für ihn einfach die Hölle, da wehrt er sich nach Leibeskräften.«

»Deshalb konnten wir das leider nie machen«, sagte Frau B.

Ich nickte verständnisvoll. Die Eltern taten mir leid. Ich konnte mir vorstellen, wie schwer es war, mit einer solchen Situation fertig zu werden.

»Wir werden Ihren Sohn operieren müssen«, sagte ich zu ihnen, nachdem sich auch der Chirurg die Hand von Dennis angeschaut hatte. »Normalerweise bräuchte man bei einem solchen Bruch keine Vollnarkose, aber aufgrund der Behinderung Ihres Sohnes müssen wir das in diesem Fall machen. Ich schlage vor, dass wir einen Zahnarzt hinzuziehen, sobald Ihr Sohn in der Narkose ist. Dann kann er ihm die Zähne ziehen, und Ihr Junge bekommt ein Gebiss. Das wird die Zahnhygiene in Zukunft deutlich erleichtern, und er ist die verfaulten Dinger los.«

Aufgrund des großen Gesundheitsrisikos, das verfaulte Zähne mit sich bringen, war es wichtig, dass Dennis B. davon befreit wurde.

Seine Eltern willigten sofort ein.

Als Dennis B. unter der Vollnarkose tief und fest schlief, sah unser Zahnarzt sich das Ganze an.

»Wow!«, war das Erste, was ihm entfuhr. Dann griff er zu einem scharfen Instrument und begann vorsichtig, an der dicken schwarzen Schicht zu kratzen.

»Bevor ich die alle rausziehe, will ich doch mal sehen, was darunter ist«, sagte er konzentriert und arbeitete sich mühsam durch die dicke Schicht.

Und dann geschah das Unglaubliche. Unter einer ein Millimeter dicken Schicht aus Zahnstein kam ein schneeweißes, vollkommen makelloses Gebiss zum Vorschein. Kein einziger Zahn hatte Karies, geschweige denn ein Loch oder sonst irgendwelche Schäden. Im Gegenteil. Die Zähne aus einer Zahn-pasta-Werbung hätten nicht besser aussehen können.

»Wow!«, entfuhr es nun auch mir, und der Zahnarzt nickte stolz.

Als Dennis B.s Eltern die Zähne ihres Sohnes sahen, konnten sie es nicht fassen.

»Das sollen seine echten Zähne sein? Sie machen Witze!«, sagte der Vater erstaunt.

»Nein. Dadurch dass die Zähne jahrelang keine Zahnbürste gesehen haben, konnte sich der Zahnstein in Ruhe entwickeln«, erklärte ich ihnen. »Und der hat die Zähne praktisch eingemauert, da kamen keine Bakterien und kein Karies durch! Die sind perfekt in Schuss!«

»Unglaublich!«

Ich nickte und hielt Dennis B. einen Spiegel vors Gesicht.

»Schauen Sie mal«, sagte ich zu dem jungen Mann. »Das sind Ihre Zähne. Wenn Sie wollen, dass die in Zukunft immer so aussehen, müssen Sie die ab jetzt putzen. Und zwar gründlich.«

Als Dennis B. seine strahlend weißen Zähne sah, musste er lachen. Er lachte und lachte und sah rundum glücklich aus, und sein Atem roch einwandfrei.

Ich weiß nicht, ob die Putzphobie des jungen Mannes damit vorbei war, aber ich hatte das Gefühl, dass er zumindest hoch motiviert war.

* * *

Es gibt leider auch Eltern, die weniger fürsorglich sind. Sie treiben ihre Kinder durch ihre Art der Erziehung – ohne Gewaltanwendung wohlgemerkt – zu uns in die Notaufnahme.

Lea S. wurde mit dem Rettungswagen zu uns gebracht. Die

16-jährige Schülerin war schneeweiß im Gesicht und klagte über Atemnot und Übelkeit.

»Seit wann hast du das?«, fragte ich sie.

»Seit heute Morgen«, stöhnte Lea. »Ich bin erst mal in die Schule und hab dann irgendwann doch den Notarzt gerufen.«

»Wissen deine Eltern, dass du hier bist?«

»Sch*** nein. Meine Ma würde mir den Kopf abreißen.«

»Wieso das denn?«, fragte ich verblüfft.

Ich konnte mir nicht vorstellen, dass irgendeine Mutter ihr Kind zusammenfaltet, wenn es in einer Notsituation um Hilfe ruft.

»Wegen Latein. Ich hab in der vierten 'ne Klausur. Können Sie mir ein bisschen Valium aufschreiben? Dann pack ich das noch.«

Ich war irritiert.

»Moment, Moment. Dir geht es also so schlecht, weil du wegen deiner Klassenarbeit so aufgeregt bist?«

Lea zuckte nur mit den Achseln.

»Schätze schon.«

Auf so eine Einschätzung konnte ich mich natürlich nicht verlassen, und so wurde das Mädchen erst mal von Kopf bis Fuß durchgecheckt – es war schließlich nicht ausgeschlossen, dass sie vielleicht doch krank war. Aber tatsächlich fehlte ihr nichts.

»Ich hab doch gesagt, ich brauche nur ein bisschen Valium, dann geht's schon wieder.«

Ich sah sie kopfschüttelnd an.

»Weißt du eigentlich, was du da redest? Valium ist ein sehr starkes Medikament! Hast du das schon mal genommen?«

Sie nickte nur.

»Wann und warum?«

»Neulich, vor Mathe.«

»Und wo hattest du das her???«

Das Mädchen zuckte nur mit den Schultern.

»Meine Oma ist vor ein paar Jahren an Darmkrebs gestorben. Bei uns zu Hause. Und da hat sie das Zeug immer bekommen. Ein bisschen was war noch übrig. Aber jetzt ist mein Vorrat alle, und ohne stehe ich die Klausur nicht durch.«

Ich konnte es nicht fassen. Da bediente sich ein Teenager am heimischen Medikamentenschrank und flößte sich aus Prüfungsangst die Medizin ein, die ursprünglich einer Sterbenden verordnet worden war, um ihr die letzten Stunden zu erleichtern. So viel zum Thema abschließbarer Medikamentenschrank.

Ich ermahnte Lea noch einmal nachdrücklich, in Zukunft die Finger von diesem Zeug zu lassen und schickte sie dann nach Hause.

Zwei Wochen später wurde sie erneut mit dem Rettungswagen zu uns gebracht.

»Bitte«, sagte sie mit zittriger Stimme. »Verschreiben Sie mir irgendetwas zur Beruhigung, dann bin ich auch sofort wieder weg.«

»Schon wieder eine Klausur?«, fragte ich stirnrunzelnd. Sie nickte.

»Ich schreib heute Englisch.«

»Sag mal, du kannst doch nicht den Notarzt anrufen, nur weil du wegen einer Klassenarbeit aufgeregt bist!«

»Mir geht es aber total schlecht! Da werde ich doch wohl einen Arzt rufen dürfen! Dafür sind Ärzte doch da!«

Abgesehen von den unnötigen Kosten, die Lea mit jedem Anruf bei der Notrufzentrale verursachte, machte ich mir nun ernsthafte Sorgen um die Psyche des Mädchens. Mir war klar, dass ich jetzt kein Auge mehr zudrücken konnte, und somit rief ich bei dem Mädchen zu Hause an. Ihre Mutter war am Apparat.

»Lea ist im Krankenhaus?«, rief sie ungläubig ins Telefon. »Aber die schreibt heute doch Englisch!«

»Deswegen ist sie gekommen. Sie ist sehr aufgeregt und ...«

»Ja, dann geben Sie ihr doch was zur Beruhigung!«, unterbrach mich die Mutter.

Für einen Moment war ich sprachlos.

»Es wäre besser, wenn Sie hierherkommen und sie abholen würden«, meinte ich dann.

»Nein! Sie muss doch zur Schule! Die Arbeit ist wichtig! Sie braucht einen guten Notendurchschnitt, sonst schafft sie ihr Abi nicht!«

»Ich glaube, es gibt im Moment Wichtigeres als gute Noten.«

»Ach, jetzt kommen Sie mir doch nicht mit diesem Psychogelaber! Lea muss zur Schule, und zwar schnellstens.«

Da platzte mir der Kragen. Ich sagte der Frau ein paar deutliche Worte über Aufsichtspflicht, Verantwortung und labile Psyche, und tatsächlich tauchte sie eine halbe Stunde später im Krankenhaus auf.

Ich versuchte, mit ihr über Lea zu sprechen, aber sie ließ mich kaum zu Wort kommen.

»Ich glaube, Lea steht unter großem Druck und ...«

»Natürlich! Alle stehen unter Druck! Was glauben Sie, wie groß der Druck auf mich ist? Ich bin alleinerziehend und halte Lea und mich mit Putzjobs über Wasser. Wissen Sie, wie hart das Leben ist, wenn man keine richtige Ausbildung hat? Ich habe die Schule damals abgebrochen, weil ich mit siebzehn schwanger wurde. Ich habe keinen Abschluss, keine Ausbildung, nichts. Meine Tochter soll es einmal besser haben, sie soll Anwältin oder Ärztin werden, irgendeinen anständigen Beruf haben. Und dafür braucht sie nun mal gute Noten! Da ist es wohl nicht sooo tragisch, wenn sie mal was zur Beruhigung nimmt! Da müssen Sie doch nicht so einen Aufstand machen!«

Dann packte sie ihre Tochter am Arm und zog sie aus der Notaufnahme.

»Los, komm jetzt. Ich fahr dich direkt zur Schule. Dann schaffst du die Klausur noch.«

»Aber ich bin so aufgeregt ...«

»Ich hab Baldriantabletten dabei.«

Das waren die letzten Worte, die ich von den beiden hörte.

Bedrückt schaute ich ihnen nach. Ich bekam großes Mitleid mit Lea. Ihre Mutter erinnerte mich an die Mütter von Eiskunstläuferinnen, die selbst nie eine Karriere auf dem Eis geschafft haben und nun alles dafür taten, damit die Tochter ihren verpassten Traum lebte.

Es war offensichtlich, dass Leas Mutter von Ehrgeiz zerfressen war und derart viel Druck auf ihre Tochter ausübte, dass diese in ihrer Not keinen anderen Ausweg wusste, als den Notarzt zu alarmieren. Ich konnte nur hoffen, dass die Psyche des Mädchens das alles unbeschadet überstehen würde. Und ich war mir sicher, dass Lea ihrer Mutter eines Tages schlimme Vorwürfe machen wird.

Verdient hatte es diese Frau allemal.

* * *

Aber nicht nur Eltern muten ihren Kindern manchmal eine ganze Menge zu. Auch die umgekehrte Situation gibt es.

Gerhard W. ist der Leiter der Sparkasse in unserem Viertel. Ich kenne ihn vom Sehen und mag den 55-jährigen Mann, der mit seinem Schnauzbart und seinen grau melierten Schläfen die vertrauenerweckende Seriosität ausstrahlt, wie man sie sich von einem Bankangestellten wünscht. Vielleicht ein bisschen spießig und konservativ, aber sehr sympathisch.

Umso erschrockener war ich, als er vom Notarztwagen zu uns gebracht wurde.

Er war schneeweiß im Gesicht, hatte weit aufgerissene Augen und zitterte am ganzen Leib. Seine Frau Ursel und seine 18-jährige Tochter Nina begleiteten ihn, beiden stand die Angst ins Gesicht geschrieben.

»Verdacht auf Herzinfarkt!«, sagte Frank, als er ihn in den Behandlungsraum schob, und sofort begannen wir mit allen Untersuchungen, die man in so einem Fall machen musste.

Der Zustand von Herrn W. gab wahrlich Anlass zur Sorge. Tatsächlich hatte der Mann einen rasend schnellen Puls, einen Infarkt konnten wir nach einer Weile aber zum Glück ausschließen.

»Mir ist so schwindelig«, klagte Herr W. »Und schlecht ist mir auch ... oh Gott, ich muss sterben.« Ich holte Mutter und Tochter herein, um ihn zu beruhigen. »Ursel ... Nina ... es geht zu Ende ... es geht zu Ende ...«

Seiner Frau und seiner Tochter liefen die Tränen die Wangen herunter. Sie hielten Gerhard W.s Hand und weinten bitterlich.

»Schatz, sie werden dich nicht sterben lassen ... sie dürfen dich nicht sterben lassen ... oh nein ...«

»Oh Papa ...«

Es zerriss mir fast das Herz, die kleine Familie so aufgelöst zu sehen, und ich hoffte inständig, dass wir das Leben des Sparkassenleiters retten konnten.

»Seit wann geht es Ihnen so schlecht, Herr W.?«, fragte die Internistin Dr. Alma A., die inzwischen bei uns war.

»Seit heute Nachmittag ... ich kam aus der Bank ... und plötzlich ging es los ...«

»Wissen Sie noch, was Sie gemacht haben, als die Beschwerden auftauchten?«

Doch Gerhard W. war nicht mehr in der Lage, zu antworten.

»Oh nein! Ein Erdbeben! Die Decke kommt runter! Die Wände stürzen ein! Aaaah!«

Gerhard W. schrie wie am Spieß und hielt sich schützend die Hand vors Gesicht. Sein Herz raste nun bedenklich schnell, und wenn er bisher noch keinen Herzinfarkt hatte, konnte er ihn jetzt durchaus kriegen.

»Ruhig, versuchen Sie, ganz ruhig zu bleiben«, sagte ich zu ihm.

»Er halluziniert«, erklärte Dr. A. besorgt. »Er muss sofort ins CT. Wir müssen eine Hirnblutung ausschließen.«

Ich nickte nur und bereitete alles für die Untersuchung im Computertomografen vor. Ursel und Nina W. weinten noch lauter.

»Eine Hirnblutung? Hat er einen Schlaganfall?«

Ich versuchte, sie zu beruhigen.

»Das können wir jetzt noch nicht sagen. Für Halluzinationen gibt es viele Gründe. Eine Gehirnblutung ist nur eine mögliche Ursache, die wir aber natürlich unbedingt abklären müssen.«

Die Frauen nickten weinend, und ich schlug ihnen vor, ein paar Minuten an die frische Luft zu gehen, solange wir Herrn W. im CT untersuchten. Zum Glück folgten die beiden meinem Rat.

Denn als ich den Mann in die Röhre schob, flippte er vollkommen aus. Er war schweißgebadet.

»Nein, ich will nicht in diesen Metallsarg! Wollt Ihr mich lebendig begraben? Ich bin noch nicht tot! Ich bin noch nicht tot!«

Da wir noch nicht wussten, was dem Mann fehlte, konnten

wir ihm nicht einfach ein Beruhigungsmittel spritzen. Also redete ich auf ihn ein, während er in den CT geschoben wurde.

»Bleiben Sie ganz ruhig, Herr W. Es ist alles in Ordnung. Sie bekommen jetzt eine Computertomografie, und danach wissen wir, was Ihnen fehlt.«

Leider stimmte das nicht.

Nachdem Herr W. es geschafft hatte, einigermaßen ruhig die CT über sich ergehen zu lassen, hielt Alma A. die Bilder eines scheinbar gesunden Mannes in den Händen.

»Das Gehirn ist völlig in Ordnung«, sagte sie nachdenklich. »Was hat der Mann denn bloß?«

Wir suchten weiter, zogen die verschiedensten Fachärzte zu Rate und konnten eine Krankheit nach der anderen ausschließen. Er schien kein Virus zu haben, keinen bakteriellen Infekt, keinen Infarkt, keinen allergischen Schock, keine Lebensmittelvergiftung – es war völlig rätselhaft. Er hatte nach wie vor Herzrasen und Wahnvorstellungen. Außerdem klagte er jetzt über starken Durst.

»Mein Mund ... er ist ständig trocken, egal wie viel ich trinke ...«

Inzwischen war Herr W. seit sieben Stunden bei uns, und wir waren noch immer völlig ratlos.

Während der unzähligen Untersuchungen, die wir an ihm vornahmen, ließen ihn seine Frau und seine Tochter kaum eine Sekunde alleine. Es war rührend zu sehen, wie sehr sie sich um ihn kümmerten und wie viele Sorgen sie sich um ihn machten.

Langsam aber sicher waren unsere Ärzte mit ihrem Latein am Ende. Erschöpft verglichen sie noch einmal alle Daten, die wir in den letzten Stunden gesammelt hatten, als auf einmal Paul, unser junger Pflegeschüler, hereinkam.

»Jetzt hat er Hunger«, sagte er und fügte grinsend hinzu:

»Herzrasen, Hallus, Durst und Hunger – als wenn er bekifft wär!«

Für einen Moment sahen wir uns alle fragend an.

»Der ist Leiter der Sparkasse!«, sagte ich dann. »Der kifft doch nicht!«

Dr. Alma A. zuckte nur mit den Schultern. »Ich hab schon alles erlebt.«

Zwei Minuten später standen wir wieder an Herrn W.s Bett. Ursel und Nina W. saßen bei ihm und tätschelten dem mitgenommen aussehenden Mann abwechselnd Hand und Wange.

»Herr W. kann es sein, dass Sie Drogen genommen haben?«

Gerhard W. sah Dr. A. an, als wäre sie eine Außerirdische.

»Nein. Ich habe in meinem ganzen Leben noch nie Drogen genommen. Wie kommen Sie denn darauf?«

»Viele Ihrer Symptome sprechen für eine Überdosis Marihuana.«

»Blödsinn. Das müsste ich doch wissen«, antwortete Herr W. kraftlos.

Seine Tochter Nina starrte ihn mit weit aufgerissenen Augen an.

»Warst du in meinem Zimmer, Papa?«

»Äh ... ja. Dein Fenster stand offen, und als es anfing zu regnen ...«

»Hast du einen von meinen Keksen gegessen? Aus der roten Keksdose???«

»Einen? Die habe ich leer gemacht. Du weißt doch, dass dein Vater etwas verfressen ist«, grinste Herr W. schwach. »Wieso fragst du?«

Nina musste schlucken, und ich sah ihr an, wie sie nach den richtigen Worten suchte. Auch Dr. A. schien es zu ahnen.

»Es geht um die Gesundheit Ihres Vaters«, sagte sie mahnend. »Wenn Sie uns irgendetwas dazu mitteilen möchten, dann sollten Sie das jetzt unbedingt tun.«

»Nina?« Ihre Mutter sah sie fragend an. »Was ist denn los? Was waren das für Kekse?«

Das junge Mädchen holte tief Luft.

»Spacecakes«, sagte sie schließlich.

»Space... was?«

Weder ihre Mutter noch ihr Vater schienen zu verstehen, wovon sie sprach.

»Ich hab mit Tine Haschkekse gebacken«, sagte Nina zögerlich. »Wir wollten es mal ausprobieren ...«

»Waaas?«

Mutter und Vater W. machten ein entsetztes Gesicht.

»Mann, Papa! Was gehst du auch in mein Zimmer! In der Dose waren mindestens zehn Kekse! Und in jedem Keks war mindestens ein halbes Gramm!«

»Fünf Gramm Marihuana – nun, das dürfte die Symptome erklären«, stellte Dr. A. fest und versuchte, sich ein Grinsen zu verkneifen.

»Mit so etwas ist nicht zu spaßen, junge Frau«, sagte sie dann ernst. »Für Ihren Vater hätte es tatsächlich lebensbedrohlich werden können. Stellen Sie sich mal vor, der Rausch hätte ihn völlig unerwartet im Auto erwischt!«

»Oder in der Bank!«, entfuhr es Frau W. schockiert.

Gerhard W. sah seine Tochter verständnislos an.

»Drei Wochen Hausarrest«, sagte er nur, und Nina nahm das Urteil nickend auf.

»Wir behalten Sie noch einen Tag auf der Station, Herr W.«, sagte Dr. A. »Zur Sicherheit. Dann müssten die Drogen eigentlich weitestgehend abgebaut worden sein in Ihrem Körper.«

Herr W. nickte nur und sah seine Tochter weiter strafend an.

»Es tut mir leid. Aber wenigstens hast du keinen Herzinfarkt, Papa«, sagte sie leise.

Dann ließen wir die Familie alleine, und als ich mit meinen Kollegen im Flur stand, konnten wir das Lachen doch nicht länger unterdrücken. Die Vorstellung, wie jemand hungrig eine solche Menge Haschkekse futtert und dann völlig unerwartet in einen Drogenrausch gerät, hatte bei aller Dramatik irgendwie auch etwas Komisches!

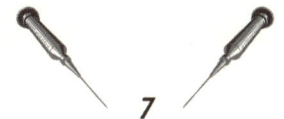

7
»Es tat ihm mehr weh als mir« –
Häusliche Gewalt und ihre Ausreden

Als Krankenschwester in einer Notaufnahme werde ich zwangsläufig mit viel Leid konfrontiert. Neben dem durch Krankheit und ungewollte Verletzungen ausgelösten Leid gehen mir vor allen Dingen die Patienten zu Herzen, die Opfer häuslicher Gewalt werden und nicht selten in große Tragödien verstrickt sind. Auch hier spielen Alkohol und Drogen natürlich häufig eine große Rolle, aber nicht immer.

Am schlimmsten ist es, wenn Kinder zu Opfern werden, dann alarmiere ich schon beim geringsten Verdacht sofort die Polizei. Zum Glück habe ich bisher nicht allzu viele Kinder behandeln müssen, meistens sind es Ehepartner, die zu uns kommen – und die kommen übrigens aus allen Schichten. Ich hatte sowohl die Millionärsgattin mit aufgeplatzter Augenbraue vor mir sitzen als auch die verprügelte Gefährtin eines Obdachlosen. Gewalt hat rein gar nichts mit gesellschaftlichem Status zu tun.

Was mich über all die Jahre am meisten erstaunt hat: Es ist eher die Ausnahme, dass die Betroffenen ihren schlagenden Partner verlassen. Sie glauben nicht, wie oft ich mir schon den Mund fusselig geredet habe, um eine grün und blau geschlagene Frau davon zu überzeugen, ihren Mann zu verlassen und ins Frauenhaus zu gehen. »Ihm tat es mehr weh als mir« – mit diesem Grundsatz scheinen sie die Schläge immer weiter auszuhalten. Manchmal so lange, bis es zu spät ist.

Frauen stellen zwar den Hauptteil der Opfer von häuslicher Gewalt dar. Doch nicht nur sie werden von ihren Partnern geschlagen.

Rolf-Dieter W. ist das beste Beispiel dafür, dass es auch Männer treffen kann.

Er kam mit zwei gebrochenen Rippen, einer angebrochenen Nase, einer aufgeplatzten Lippe und zahlreichen Hämatomen am ganzen Körper zu uns. Auf den ersten Blick war mir klar, dass der fast 60-Jährige Mann Opfer einer Schlägerei geworden war. Wer macht bloß so etwas? Wer verprügelt bitte einen älteren Herrn?

»Wie ist das passiert?«, fragte ich und versuchte dabei, sein Gesicht vorsichtig von dem Blut zu reinigen.

»Ich hatte Ärger«, erklärte Herr W. zögerlich.

»Das sehe ich. Wie viele waren es?«

Ich vermutete, dass er einer dieser Klau-Banden in die Hände gefallen war, die zurzeit die Innenstadt unsicher machten.

»Das tut nichts zur Sache«, wich Rolf-Dieter W. aus.

Überrascht sah ich ihn an. Wen wollte er hier schützen? Kannte er die Täter womöglich?

»Wir müssen wissen, wie es passiert ist«, erklärte ich ihm. »Wir müssen wissen, ob Sie auch getreten oder mit Gegenständen geschlagen wurden. Das ist wichtig, damit wir keine Verletzung übersehen.«

Wäre Rolf-Dieter W. beispielsweise mit einem Ast vermöbelt worden, müssten wir seinen Körper auch nach Splittern absuchen.

»Nein. Es waren nur ihre Hände und Fäuste.«

»Ihre?«

Herr W. räusperte sich und zögerte einen Moment. Dann sagte er leise: »Ich hatte Stress mit meiner Frau.«

»Stress?«, entfuhr es mir erstaunt. »Sie habe eine gebrochene Nase! Von den Rippen will ich gar nicht sprechen – was war das denn für ein Stress??«

Der Mann zuckte mit den Achseln.

»Die Biene war schon immer sehr temperamentvoll«, sagte er nur.

Die Biene schien mir eher eine Kampfhornisse zu sein.

»Ihre Frau muss ja geradezu auf Sie eingedroschen haben!«

»Sie war sauer. Ja, heute war sie wirklich sauer«, begann er zu erzählen. »Das war aber auch meine Schuld. Von Anfang an lief heute alles schief. Es fing schon mit dem Kaffeepulver an. Ich hatte meine Brille nicht auf und hab die Dosen verwechselt. Aus Versehen hab ich dann Kakao in die Maschine getan.«

Oh Gott, dachte ich nur. Dafür hat der arme Mann vermutlich die erste Ohrfeige des Tages kassiert.

»Und so ging es dann den ganzen Tag weiter. Ich hatte ihren Lieblingspulli versehentlich in die 60-Grad-Wäsche geworfen, und dann hatte ich auch noch vergessen, für unsere Nachbarin ein Geschenk zu besorgen, obwohl die Biene da doch heute Nachmittag eingeladen ist. Tja, und als ich dann die Kristallvase fallen ließ, ist meine Frau halt ausgerastet. Konnte ich ja irgendwie verstehen ...«, murmelte er leise.

Natürlich sind mir in meinem Berufsleben schon häufiger Fälle von häuslicher Gewalt untergekommen, in denen Männer die Opfer waren. Aber in der Regel sahen die ganz anders aus als Rolf-Dieter W. Ich erinnerte mich gut an den Fall eines schmalen, kleinen Mannes, der die siebzig weit überschritten hatte. Regelmäßig schlug ihn seine matronenhafte, große und muskulöse, und vor allem zwanzig Jahre jüngere Frau grün und blau.

So ein hilfloser Kerl schien mir Rolf-Dieter W. aber nicht zu sein. Er war mindestens 1,85 Meter groß, wirkte sportlich, hatte breite Schultern und kräftige Hände. Warum ließ sich so ein Kerl von seiner Frau wegen ein paar Lappalien krankenhausreif schlagen?

»Warum haben Sie sich denn nicht gewehrt?«

Rolf-Dieter W. sah mich empört an.

»Ich schlag doch keine Frau!«, sagte er. »Schon gar nicht meine! Ich liebe mein Bienchen. Sie ist halt sehr temperamentvoll. Außerdem hatte ich so viel Mist gebaut, da war es doch kein Wunder, dass sie ausrastete.«

Ich war sprachlos.

Als wir seine Verletzungen und Brüche versorgt hatten, stand Bienchen plötzlich im Raum. Die Frau mit den schlagenden Argumenten war ungefähr so alt wie ihr Mann, groß, schlank und eine gepflegte Erscheinung.

»Bist du fertig, Schatz?«, fragte sie mit schriller Stimme.

»Natürlich«, sagte Rolf-Dieter W. schnell und beeilte sich, seine Sachen zusammenzusuchen. »Tut mir leid, dass du warten musstest.«

Gemeinsam verließen sie die Notaufnahme, und ich fragte mich, wann Rolf-Dieter W.s Selbstbewusstsein sich wohl von ihm verabschiedet hatte.

* * *

Fälle wie die von Rolf-Dieter W. sind eher die Ausnahme. Viel häufiger habe ich Geschichten wie die folgende erlebt, wenngleich diese ein besonders krasses Beispiel von häuslicher Gewalt darstellt:

Ich war gerade mit dem Gipsen eines Beines fertig, als ich leises Weinen hörte. Das Schluchzen wurde immer wieder von einem verzweifelten Gemurmel unterbrochen, das ich nicht verstehen konnte. Was war das für eine Sprache? Deutsch war es jedenfalls nicht.

Es war Türkisch, wie ich wenig später erfuhr. Hinter einem Vorhang kauerte Belek F., die übel zugerichtet war. Das rechte Auge war so stark geschwollen, dass sie es gar nicht mehr öffnen konnte. Aus ihrer Nase lief Blut, und ihr linkes Ohr war stark eingerissen, so als hätte jemand versucht, es abzureißen. Es war so sicher wie das Amen in der Kirche, dass Belek F. Opfer schlimmer Gewalt geworden war.

»Ich bin beim Putzen gestürzt«, sagte sie verzweifelt, als ich mich zu ihr setzte. »Bitte, Sie müssen sagen, dass ich beim Putzen gestürzt bin!«

Sie sprach ein fast akzentfreies Deutsch und wirkte trotz ihrer offensichtlichen Panik wie jemand, der wusste, was er tat. Dabei zitterte sie allerdings am ganzen Leib.

»Ganz ruhig«, redete ich ihr zu. »Sie können ganz offen reden, hier haben Sie nichts zu befürchten. Sie sind geschlagen worden, nicht wahr?«

Belek F. nickte zögerlich.

»Können Sie erzählen, was passiert ist?«

Belek F. holte tief Luft.

»Es ist gar nichts passiert. Er macht das immer. Immer wenn er will.«

»Wer? Ihr Mann? Er schlägt Sie jeden Tag?«

Sie zuckte mit den Achseln.

»Mehr oder weniger. Vielleicht ist mal ein Tag Pause. Aber sonst ...«

Belek F. erzählte mir, wie ihr Ehemann sie heute Morgen beim kurzen Schwatz mit dem Nachbarn im Hausflur überrascht hatte. Seine Frau unterhielt sich alleine mit einem fremden Mann – das konnte er nicht durchgehen lassen. Mit der Faust schlug er ihr ins Gesicht, zerrte sie dann am Ohr über den Boden bis ins Wohnzimmer, wo er sie auf den Couchtisch schleuderte, so dass dieser zerbrach. Danach trat und schlug er weiter auf sie ein.

Ich war fassungslos angesichts dieser zügellosen Gewalt.

»Wie können Sie das nur aushalten?«

Belek F. zuckte mit den Achseln.

»Ich weiß nicht. Meistens schließt er mich auch noch in der Wohnung ein, wenn er mich so verprügelt hat. Das ist fast noch schlimmer.«

»Das können Sie sich doch nicht gefallen lassen!«, sagte ich mit Nachdruck.

»Was soll ich denn machen? Mein Mann wartet draußen. Wenn er erfährt, dass ich Ihnen das erzählt habe, bringt er mich um. Ich bin in der Küche gestürzt, beim Putzen, bitte vergessen Sie das nicht.«

»Keine Sorge«, versuchte ich sie zu beruhigen. »Ihr Mann wird nichts von dem erfahren, was Sie mir erzählt haben. Versprochen.«

Ich konnte nicht ahnen, dass ich mein Versprechen zu diesem Zeitpunkt bereits gebrochen hatte.

Denn hinter dem Vorhang wartete ein anderer türkischer Patient, ein Mann, der weder Belek F. noch ihren Ehemann jemals gesehen oder gesprochen hatte. Nichts, aber auch rein gar nichts verband diesen Mann mit meiner Patientin und ihrem prügelnden Gatten. Allein die Tatsache, dass er ebenfalls Türke war, genügte ihm, um in den Wartebereich zu gehen und Beleks Ehemann alles detailliert zu erzählen. Eine türkische Frau hat nicht schlecht über ihren Ehemann zu reden, das konnte der Fremde einfach nicht dulden.

Fünf Minuten später rauschte der aufgebrachte Ehemann in das Behandlungszimmer. Er tobte und schrie seine Frau wütend an, und wäre ich nicht dabei gewesen, hätte er sie garantiert wieder geschlagen. So blieb es nur beim Brüllen. Ich verstand kein Wort von dem, was er sagte. Egal.

»Raus hier!«, brüllte ich ihn an.

»Halts Maul, Frau!«, schrie er in gebrochenem Deutsch zurück.

Demonstrativ nahm ich das Telefon in die Hand.

»Wenn Sie nicht sofort von hier verschwinden, rufe ich die Polizei!«

Er brüllte mir noch wütend etwas Undefinierbares zu, aber als ich anfing, die Nummer der Polizei einzutippen, ging er brummend zurück in den Wartebereich.

Belek F. war nun noch verzweifelter als vorher.

»Hören Sie, ich bringe Sie in ein Frauenhaus. Da sind Sie sicher«, sagte ich eindringlich.

Während ich die Verletzungen von Belek F. versorgte, redete ich weiter auf sie ein und versuchte, sie zu überzeugen, dass sie in einem Frauenhaus am besten aufgehoben sei. Nach einer knappen Stunde dachte ich, ich hätte es geschafft.

»Gut«, sagte Belek F. »Ich gehe zu meinem Mann und sage ihm das.«

Ich nickte ihr aufmunternd zu. In dem Moment war ich noch zuversichtlich, dass Belek F. an diesem Tag ihren gewalttätigen Mann verlassen und in ein Frauenhaus gehen würde. Aber was soll ich Ihnen sagen? Keine fünf Minuten später sah ich durchs Fenster, wie Belek F. gemeinsam mit ihrem Mann das Krankenhaus verließ und zu ihm ins Auto stieg.

Ich habe die Frau nie wiedergesehen und kann nur hoffen, dass es ihr gut geht.

* * *

Häusliche Gewalt läuft in einer Millionenstadt wie Köln nicht immer nach dem klassischen Muster Mann-schlägt-Frau oder umgekehrt ab. In bestimmten Vierteln, die ich jetzt nicht namentlich nennen möchte, kann das durchaus auch andere Ausmaße annehmen. Ich spreche von den Vierteln, die jede größere Stadt kennt und die von der Politik gerne als soziale Brennpunkte bezeichnet werden. Um es auf den Punkt zu bringen: Hochhausgettos mit jeder Menge Bandenkriminalität.

Aus diesem grimmigen Umfeld kam Maik V. geradewegs zu uns in die Notaufnahme. Natürlich nicht alleine. Maik V. brachte einen hübschen Oberarmdurchschuss mit – und seine gesamte Gang.

Ein Dutzend junge Männer saß nun in unserem Wartezimmer, und Sie können sich vorstellen, dass keiner von ihnen besonders vertrauenerweckend aussah. Im Gegenteil. Alle waren stark tätowiert, und zwar nicht nur an den Armen, sondern auch an Hals und Gesicht. Und obwohl sie es zu verbergen versuchten, war ich mir sicher, dass die meisten von ihnen Waffen trugen.

Damit hatte Maiks Oberarm offenkundig schon Bekanntschaft gemacht. Und das Ergebnis war besorgniserregend. Die Eintrittswunde war noch relativ glatt und klar umrissen, aber mit dem Austritt sah es komplett anders aus. Ein faseriges, Zweieurostück großes Loch prangte an seinem Arm. Eine ziemlich blutige Angelegenheit.

»Wie ist das passiert?«, fragte ich ihn, während ich versuchte, die Blutung zu stoppen.

»Der Mehmet von den Türken ist oben eingezogen«, gab Maik V. stöhnend Antwort.

Ich verstand kein Wort.

»Na, bei uns im Haus!«, sagte Maik genervt und erklärte

mir, dass besagter Mehmet Mitglied bei den 13 Boys ist, einer türkischen Straßengang, die sich seit längerer Zeit Kämpfe mit Maiks Gang lieferte.

»Wir sind the boyz, klar? Mit den boyz legt man sich nicht an! Und wenn einer von den 13 Boys in ein boyz-Haus kommt, dann gibt das Ärger, ist doch klar, oder?«

Haben Sie das verstanden? Keine Sorge, ich brauchte auch einen Moment.

»Verstehe ich das richtig: Ein Mitglied einer anderen Gang ist in das selbe Haus gezogen, in dem Sie auch wohnen, ja?«

»Right.«

»Aha. Und da gab es dann Ärger. Verstehe, verstehe. Haben Sie bei dieser Auseinandersetzung noch weitere Verletzungen davongetragen? Schlag- oder Stichverletzungen?«

»Ey Alte, glaubst du, mich kann einer schlagen? Pah! Wir haben geballert, Alte! Die boyz gegen die 13 Boys. Ich kann dir sagen, Schwester, das ging richtig zur Sache!«

»Gab es noch mehr Verletzte?«

»Sch*** ich drauf.«

Nun gut. Diese Unterhaltung brachte uns nicht weiter. Was mich nicht verwunderte. Wenn jemand eine Schießerei anfängt, nur weil ihm ein neuer Mieter im Haus nicht passt, dann scheint er ein grundlegendes Kommunikationsproblem zu haben.

Inzwischen hatte sich Dr. Claas H. die Schussverletzung angeschaut.

»Das muss operiert werden«, stellte er fest.

Er hatte den Satz kaum ausgesprochen, als tumultartige Geräusche zu hören waren. Zuerst war es nur ein Brüllen und ein Schreien, aber dann verwandelte sich unser Krankenhaus in ein Kriegsgebiet. Schüsse fielen.

Ein Gangmitglied stürmte in den Behandlungsraum.

»13 Boys!«, schrie er hektisch. »Im Wartezimmer!«

Reflexartig warf sich Maik V. auf den Boden und verbarrikadierte sich hinter der Liege.

»Was ist hier los?«, schrie ich und bekam es langsam aber sicher mit der Angst zu tun.

Natürlich gab mir niemand eine Antwort.

»Schwester Anna, auf den Boden!«, rief Dr. H. mir zu und riss mich im gleichen Moment hinunter. Weitere Schüsse waren zu hören.

Es waren nur zehn Minuten, die ich auf dem Boden des Behandlungsraumes verbrachte, doch für mich fühlte es sich an wie Stunden, bis ich endlich das erlösende Geheul der Polizeisirenen hörte.

Mindestens zwanzig Beamte stürmten in die Notaufnahme und bereiteten dem Wildwestspiel ein Ende. Bis auf Maik V., der aufgrund seiner Verletzung bei uns bleiben musste, wurden alle Gangmitglieder verhaftet – egal ob 13 Boys oder the boyz oder welche Boys auch immer.

Aber was war eigentlich genau passiert?

Kurz nachdem Maik V. von seinen Kumpeln zu uns gebracht wurde, fuhr ein anderer Wagen vor dem Krankenhaus vor. In Begleitung von vier Freunden wurde Mehmet Ö. in die Notaufnahme gebracht. Bei der Flucht vor Maik V. war er umgeknickt und hatte sich einen Bänderriss zugezogen. Nachdem er an der Anmeldung alle Formalitäten erledigt hatte, betrat er ahnungslos mit seinen Freunden das Wartezimmer – und erblickte dort die ganze Mannschaft der nicht weniger überraschten boyz. Die fackelten nicht lange, und ehrlich gesagt war es ein Wunder, dass es keine weiteren Verletzten oder womöglich sogar Tote gab. Nur in der Tür vom Wartezimmer prangte ein großes Loch.

Der häuslichen Gewalt der beiden Gangs war für die nächsten zwei Jahre zum Glück ein Ende gesetzt worden. Denn das war die Dauer der durchschnittlichen Haftstrafe, die den ohnehin schon vorbestraften Gangmitgliedern aufgebrummt wurde.

So aufregend Schießereien in Film und Fernsehen auch sein mögen, im echten Leben sind sie furchtbar. Todesangst ist nämlich keineswegs aufregend, sondern einfach nur schrecklich.

* * *

Jetzt möchte ich Ihnen noch eine Geschichte über eine völlig andere Form von Gewalt erzählen. Eine Gewalt, die leider tagtäglich stattfindet und die die meisten von uns gar nicht als solche wahrnehmen.

Es ist ein allgemein bekanntes Problem, dass wir in unserem Land nicht genügend Pflegekräfte haben. Gerade in Altenheimen sind die Pfleger häufig so überlastet, dass sie nicht mehr wissen, wo ihnen der Kopf steht. Ich habe durchaus Verständnis für meine Kolleginnen und Kollegen, dennoch bin ich der Meinung, dass man alle Patienten mit Respekt behandeln muss. Die Menschenwürde ist unantastbar – auch in einem Pflegeheim.

An einem Samstagnachmittag wurde der 96-Jährige Franz W. mit einem Rettungswagen zu uns in die Notaufnahme gebracht.

»Was ist passiert?«, fragte ich Frank, als er uns den Mann auf einer Liege hereinbrachte.

Frank zuckte nur mit den Achseln.

»Keine Ahnung. Er kommt aus dem Altenheim.«

»Und? Was haben die euch bei der Übergabe gesagt?«

»Pipi, Kacka, alles klar, sonst nix gut.«

Frank grinste mich breit an und zuckte wieder mit den Schultern.

»Wie bitte?«

Ich dachte, er wollte mich veräppeln. Irrtum.

»Das war der Wortlaut der Schwester. Mehr hat sie nicht gesagt.«

Pippi, Kacka, alles klar, sonst nix gut – ich konnte es nicht fassen. Was war denn das bitte für eine Diagnose?

Der demente, alte Mann war nicht selbst in der Lage, Auskunft über seinen Gesundheitszustand zu geben. Also begann ich mit dem Untersuchungsmarathon: Blut abnehmen, EKG schreiben, Sauerstoffsättigung, Puls – das volle Programm. Aber wir konnten nichts bei dem alten Herrn feststellen. Für seine 96 Jahre war er in einer erstaunlich guten Verfassung. Nur sein Geisteszustand ließ zu wünschen übrig, aber auch das war in dem Alter nicht ungewöhnlich.

Hatten wir womöglich etwas übersehen? Ratlos rief ich in dem Altenheim an.

»Es geht um den Patienten Franz W. Warum haben Sie ihn zu uns bringen lassen?«, erkundigte ich mich bei der Pflegeleiterin.

»Ich verbinde Sie mit der Stationsleitung«, bekam ich zur Antwort und hing erst mal für fünf Minuten in der Warteschleife. Nachdem ich kurz mit einer Schwester gesprochen hatte, die ebenfalls nicht für Franz W. zuständig war, landete ich nach einigem Hin und Her wieder bei der Pflegeleitung. Die erklärte mir dann, dass sie sich schlaumachen und in ein paar Minuten zurückrufen würde.

Zwei Stunden später rief sie tatsächlich an.

»Herr W. leidet unter fortschreitender Demenz«, teilte mir die Frau am Telefon mit.

»Ich weiß. Warum muss er deshalb in die Notaufnahme?«, fragte ich mit böser Vorahnung.

Die Frau zögerte.

»Wir haben momentan ein großes Personalproblem«, sagte sie dann. »Es ist Ferienzeit, Wochenende, und einige Kräfte fallen auch noch krankheitsbedingt aus.«

»Ich verstehe Ihr Problem«, erwiderte ich. »aber was hat das mit dem Patienten und seiner Einweisung in die Notaufnahme zu tun?«

»Ähm ... ja. Also, es war wohl so, dass Herr W. partout nicht schlafen wollte. Und ... tja ... dann hat er die ganze Zeit versucht, sich die Windeln abzureißen. Die Schwester wollte ihn ans Bett fixieren, aber da ist er völlig ausgeflippt ... und die Station ist unterbesetzt ... also, ähm, nun gut, ich kann Ihnen auf jeden Fall sagen, dass keine ernsthafte Erkrankung vorliegt. Es ist eher so eine Art Missverständnis gewesen.«

Die Dame räusperte sich, und ich knallte wütend den Hörer auf.

Ein alter, dementer Bewohner, der sich nicht ans Bett fesseln lassen wollte und keine Lust hatte zu schlafen, wird mit einem Rettungswagen zu uns abgeschoben, weil sie im Altenheim nicht genügend Personal haben, um sich um ihn zu kümmern!

Wann wird sich da endlich was ändern? Wann wird ein Altenpfleger endlich so viel verdienen, dass der Beruf für junge Leute wieder attraktiver wird? Und es dann endlich so viel Personal gibt, dass ganz normale, altersschwache Menschen nicht ans Bett fixiert oder im Rettungswagen zu uns gebracht werden müssen, weil es niemanden gibt, der sich sonst um sie kümmern kann?

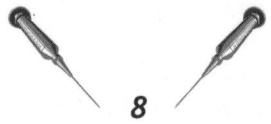

8
Karneval, die schlimmste Zeit des Jahres –
Hochkonjunktur in der Notaufnahme

*E*s gibt Dinge, die ich privat gerne mag, beruflich aber hasse. Karneval gehört eindeutig zu diesen Dingen. Privat mag ich mir gerne eine Pappnase aufsetzen und an Weiberfastnacht durch die Gassen ziehen. Es ist toll, die schunkelnden und fröhlichen Menschen zu sehen, von denen die meisten friedlich miteinander feiern. Wer noch nie zum Karneval in Köln war, dem empfehle ich dringend einen Besuch in der Domstadt. Es ist wirklich ein Erlebnis, zu sehen, wie sich die Rheinmetropole zur fünften Jahreszeit in eine einzige große Party verwandelt. Fast ausnahmslos alle sind verkleidet, von der Apothekerin bis zum Busfahrer, und an jeder Ecke wird gesungen und getanzt. Von überall hört man »Kölle Alaaf«-Rufe, und gerade die Singles in der Stadt kommen voll auf ihre Kosten. Alle Nicht-Singles ebenso, denn im Karneval sieht man das nicht so eng, deshalb wird überall gebützt, sprich: Es werden auf Teufel komm raus Küsschen verteilt.

Also, Karneval zu feiern ist wirklich eine tolle Sache! Das ist sicherlich einer der Gründe, warum die meisten meiner Kollegen versuchen, zu dieser Zeit Urlaub zu ergattern. Sie wollen natürlich mitfeiern – doch vor allen Dingen wollen sie der Arbeit entkommen ...

Denn an Karneval in der Notaufnahme zu arbeiten, übertrifft die kühnsten Erwartungen. Wirklich, da hört der Spaß auf. Dagegen ist Silvester ein Kindergeburtstag.

Gibt es zum Jahreswechsel wenigstens ein paar Patienten, die nicht wegen massivem Alkoholmissbrauch zu uns gebracht werden, so muss man sie Karneval mit der Lupe suchen. Man könnte fast den Eindruck gewinnen, als wären alle im Krankenhaus sternhagelvoll. Abgesehen vom Personal natürlich.

Zusätzlich finden sich dann noch die Schlaumeier bei uns ein, die zur Verstärkung der alkoholischen Druckbetankung noch ein Näschen Koks oder Speed gezogen haben. Solche Leute fallen in der Regel dadurch auf, dass sie sich prügelnd auf alles stürzen, was nicht bei fünf auf den Bäumen ist und sich auch sonst vollkommen schizophren verhalten. Um es vorsichtig auszudrücken.

Als hätten wir mit diesen Spaßvögeln nicht schon genug zu tun, kommen Karneval natürlich noch die härtesten und stadtbekanntesten Alkoholiker zu uns. Schließlich wollen die auch was von den »tollen Tagen« haben und gönnen sich dann schon mal eine extra Flasche Schnaps.

Einer dieser Leuten war Sabine L., die eindeutig zu den Stammgästen bei uns zählt.

Sabine L. hat die zwanzig gerade erst überschritten und ist eine Quartalssäuferin, wie sie im Buche steht. Das heißt, wenn sie eine Gelegenheit zum Trinken findet, dann trinkt sie grundsätzlich bis zur Bewusstlosigkeit. Karneval findet sich bekanntlich die ein oder andere Gelegenheit. Den Rest im Jahr allerdings auch.

Besudelt mit ihrem eigenen Erbrochenen und kaum mehr ansprechbar wird sie im Schnitt einmal pro Monat zu uns gebracht. Und dann spielt sich stets das gleiche Szenario ab.

Jedes Mal, wenn sie wieder das Bewusstsein erlangt, erzählt sie uns, dass sie vergewaltigt worden ist. Mal von einem

Passanten, mal vom Rettungssani, mal von einem Kioskbesitzer.

Zum Glück stimmte es bisher nie – was unsere Gynäkologen schnell feststellen konnten –, aber sie behauptet es trotzdem wieder und wieder. Ich vermute, dass sie von einem schlimmen Kindheitstrauma geplagt wird, und als sie die ersten Male zu uns kam, tat sie mir auch wahnsinnig leid.

Aber eine Notaufnahme ist keine Psychiatrie, und wenn jemand zum zehnten Mal innerhalb von wenigen Monaten sturzbetrunken und voller Erbrochenem vor Ihnen liegt, dann hält man es irgendwann nicht mehr aus – auch wenn allen klar ist, dass dieses bedauernswerte, schwer alkoholkranke Mädchen ein ernstes psychisches Problem hat.

An einem Rosenmontag wurde Sabine L. wieder einmal zu uns gebracht. Es war am späten Nachmittag, der »Zoch« war gerade vorbei, und in die Notaufnahme wurden Alkoholleichen, Schnittwunden und Prügelopfer im Minutentakt gebracht.

Dann kam Sabine L..

Sie sah aus wie immer, die Haare hingen ihr strähnig ins Gesicht, die Jacke war voller Erbrochenem, und sie war schwer angetrunken.

Da es um mich herum von blutenden Piraten und jammernden Teufelchen nur so wimmelte, überprüfte ich schnell Sabine L.s Zustand, und nachdem ich wusste, dass sie ansprechbar und »nur« volltrunken war, schafften wir sie erst mal ins Wartezimmer, wo zwei polnische Clowns und ein Matrose laut schnarchend auf den Sitzen lagen. Ich musste mich erst um ein paar Verletzte kümmern, bevor ich mich Sabine L.s Vollrausch widmen konnte.

Als ich gerade einem Funkenmariechen einen Verband umlegte, hörte ich Sabine L. schreien. Ich rannte zurück ins Wartezimmer, riss die Tür auf und erschrak.

Oben ohne sprang Sabine L. laut schreiend durch das Wartezimmer.

»Die haben mich vergewaltigt! Die haben mich vergewaltigt!«, schrie sie lallend und zeigte dabei auf die schlafenden Clowns.

Der betrunkene Matrose war inzwischen halbwegs wach geworden und bemühte sich gerade, in eine einigermaßen aufrechte Position zu gelangen.

»Hey, Sie können sich doch hier nicht einfach ausziehen!«, sagte ich energisch.

»Die waren das! Die haben mich vergewaltigt!«, schrie Sabine L. nur.

Ich schaute auf die betrunkenen Männer, von denen zwei sich überhaupt nicht rührten und einer soeben vom Stuhl auf den Boden rutschte.

»Ziehen Sie sich wieder an«, meinte ich freundlich, aber bestimmt. »Ich mache noch schnell einen Verband fertig, dann komme ich zu Ihnen. Machen Sie sich keine Sorgen, hier passiert Ihnen nichts. Aber jetzt ziehen Sie sich bitte wieder an!«

Ich vergewisserte mich, dass Sabine L. ihre Klamotten zusammensuchte und sich maulend anzog. Dann eilte ich zurück in den Behandlungsraum.

Keine zehn Minuten und ein verbundenes Funkenmariechen später ging ich zurück ins Wartezimmer. Der Matrose schlief inzwischen auf dem Boden, während die beiden Clowns immer noch auf den Sitzen lagen.

Sabine L. war weg.

Einerseits machte ich mir Sorgen. Wo wollte die Frau in ihrem Zustand hin? Andererseits war sie oft genug in diesem Zustand und rannte trotzdem durch die Straßen. Was konnte ich schon tun? Die Polizei informieren, dass eine betrunkene Frau das Krankenhaus verlassen hatte und nun durch Köln zog? An Rosenmontag? Die hätten mich vermutlich ausgelacht.

Tatsächlich rief mich die Polizei aber am gleichen Tag noch an. Sabine L. war zu ihnen auf die Wache gelangt und hatte dort ihre Vergewaltigungsgeschichte zum Besten gegeben. Zum krönenden Abschluss hatte sie noch behauptet, dass ich mir das ganze Verbrechen seelenruhig angeschaut hätte.

Ich konnte es nicht fassen.

»Tut mir leid«, sagte der Beamte am Telefon zu mir, dem Sabine L. und ihre Vergewaltigungsgeschichten bereits bekannt waren. »Aber wer hundertmal lügt kann beim hundertundersten Mal trotzdem die Wahrheit sagen. Wir müssen der Sache nachgehen.«

Ich musste also aufs Präsidium, um eine Zeugenaussage zu machen, Sabine L. wurde untersucht, und der völlig überraschte Matrose sowie die des Deutschen kaum mächtigen Clowns wurden vernommen.

Eine Vergewaltigung konnte schnell ausgeschlossen werden.

Als ich die Wache verließ, fragte ich einen der Polizisten, was ich denn machen sollte, wenn Sabine L. in ein paar Wochen wieder betrunken bei uns auftauchen und uns ihre Vergewaltigungsstory servieren würde.

»Dann müssen wir der Sache erneut nachgehen«, seufzte der Beamte. »Wie gesagt, es besteht immerhin die Möglichkeit, dass es irgendwann tatsächlich stimmt.«

Ich schüttelte genervt den Kopf.

»Aber das Problem ist doch der Alkohol! Die Frau ist schwere Alkoholikerin! Die muss in den Entzug, sonst steht sie doch bald wieder bei uns vor der Tür!«

Der Polizist nickte.

»Ja. Aber was will man machen? Alkoholiker zu sein ist nicht verboten. Und wenn sie das nicht selbst einsieht, sind uns die Hände gebunden. In unserem Land hat jeder das Recht, so viel zu saufen, wie er will.«

Das tat Sabine L. – Karneval war keine zwei Wochen vorbei, da tauchte sie in ihrer berüchtigten Verfassung wieder bei uns auf.

Bis heute kommt sie in regelmäßigen Abständen zu uns in die Notaufnahme.

Und immer erzählt sie die gleiche Geschichte.

Zum Glück stimmte sie nie.

* * *

Für Sabine L. hatte der Karneval keine besondere Bedeutung. Sie war eine der wenigen Patientinnen, die unverkleidet bei uns erschienen. Sonst waren nahezu alle Patienten kostümiert. So verhält es sich schließlich in ganz Köln, und viele Leute basteln vorher wochenlang an ihrem Outfit.

Auch Farid G. trug ein originelles Kostüm. Er war als Schneemann verkleidet, steckte in einem weißen Anzug und einem ebenso weißen Kopfputz und hatte sich eine Mohrrübenattrappe an die Nase geklebt.

Das war sehr stimmungsvoll.

Weniger stimmungsvoll war indes das Messer, das in seinem Bauch steckte. Und natürlich das viele Blut, das langsam in sein weißes Kostüm sickerte.

Als er zu uns in die Notaufnahme kam, war er ansprechbar und sein Zustand war nicht lebensbedrohlich.

Karneval kommt es immer wieder zu Schlägereien und Messerstechereien. Bekanntermaßen macht der exzessive Gebrauch von Alkohol viele Menschen aggressiv. Seitdem im Kölner Straßenkarneval nur noch aus Pappbechern getrunken werden darf, ist es mit den Verletzungen zwar etwas besser geworden (früher wurde dem Gegenüber durchaus mal eine Flasche Kölsch über den Kopf geschlagen, was mitunter tödlich endete), aber ein Hauen und Stechen ist es in weiten Teilen natürlich immer noch geblieben.

Insofern fiel Farid G. an diesem Karnevalstag gar nicht weiter auf. Hätte er sich nur nicht so verflucht auffällig benommen.

»Wie ist das passiert?«, fragte ich ihn, während ich ihm vorsichtig sein Schneemannkostüm aufschnitt.

»Oh, ganz dumme Geschichte«, stöhnte er und schwieg.

Ich sah ihn erwartungsvoll an.

»Dass es dumm gelaufen ist, ist mir klar. Aber wie ist es passiert?«

»Ja ... also ...«

Dann schwieg er erneut.

Ich wartete noch einen Moment, doch der Mann blieb still.

»Hören Sie, ich muss wissen, wie es passiert ist. Nur so kann ich das Infektionsrisiko richtig einschätzen. Also?«

In seinem Kopf schien es fieberhaft zu arbeiten.

»Hm ... ja, also, ich saß gerade mit meiner Familie am Abendbrottisch und wollte mir die Butter nehmen. Die stand am anderen Ende des Tischs, und deshalb habe ich mich über den Tisch gebeugt, um sie zu nehmen.«

Erstaunt sah ich ihn an. Jetzt war ich doch sehr gespannt, wie DIE Geschichte weiterging.

»Ja, und dann hat mein kleiner Sohn leider genau in dem Moment das Käsemesser durch die Ritze des Tisches gesteckt ...«

Ungläubig starrte ich auf das Butterfly-Taschenmesser, das in seinem Bauch steckte.

»Das KÄSEMESSER?«

»Ja ...«

Räusper.

»Das ist unser Käsemesser. Leider steckte er es so unglücklich durch die Ritze, dass es in meinem Bauch landete. Tja.«

Ich war sprachlos.

»Meinen Sie das ernst?«, fragte ich ihn nach einer Weile.

»Genauso ist es passiert, ehrlich.«

»Sie haben Angst, dass ich die Polizei rufe, oder?«

»Wieso sollten Sie die Bullen rufen? Es war ein dummes Missgeschick, sonst nichts.«

Inzwischen hatte ich das Schneemannkostüm aufgeschnitten, und Dr. Claas H. schaute sich die Wunde an. Zum Glück hatte Farid G. das, was man im Allgemeinen eine ordentliche Wampe nennt – vorteilhaft nicht nur für sein Schneemannkostüm, denn so war das Messer in der dicken Fettschicht stecken geblieben und hatte keine inneren Organe verletzt.

Ich erzählte Dr. H. Farid G.s Fantasiegeschichte, und der konnte sich beim Untersuchen der Wunde ein Lachen kaum verkneifen.

»*Fuck you*«, sagte er kichernd und wies mich auf den Messergriff hin, auf dem diese Worte in diabolischer Schrift eingraviert waren. »Tolles Käsemesser!«

Farid G.s Wunde wurde desinfiziert und genäht. Er bekam ein dickes Pflaster und die Auflage, nach zehn Tagen zum Fädenziehen wiederzukommen. Was er natürlich niemals tat.

Wir beschlossen, die Polizei nicht zu informieren. An jenem Tag kamen noch derart viele Stichwunden zu uns, dass wir uns um die hanebüchene Ausrede von Farid G. nicht weiter kümmern konnten.

Definitiv aber gewann er den Preis für die bescheuertste Notlüge, die ich je gehört habe.

* * *

»Jeder Jeck ist anders« – das ist das Motto im Kölner Karneval. Und was für die tanzende Menge auf der Straße gilt, gilt natürlich auch für meine Patienten.

Philipp Z. und Oskar B. kannten sich nicht. Die beiden jungen Männer saßen nebeneinander im Wartebereich, oder besser gesagt, Oskar B. saß, während Philipp Z. in gebückter Haltung neben ihm an der Wand lehnte.

Es war Veilchendienstag, also der Tag nach Rosenmontag, und Oskar B. sah dem Anlass entsprechend aus. Er hatte ein dickes, blaues Auge, und seine Nase erinnerte an eine matschige Kartoffel. Auf den ersten Blick konnte ich erkennen, dass sie nicht nur einmal gebrochen war.

Bestens gelaunt stand Philipp Z. neben dem missmutig dreinschauenden Oskar. Ich hielt die beiden für Freunde und dachte, Philipp würde den verletzten Oskar begleiten.

»Wie ist das passiert?«, fragte ich Oskar B., als ich seine Nase näher inspizierte.

»Sch*** Karneval«, murmelte er grimmig. »Irgend so ein Driss-Pirat hat mir eins aufs Maul gegeben.«

»Verstehe«, erwiderte ich.

Eine klassische Karnevalsprügelei. Vermutlich die hundertste in dieser Session.

»Haben Sie noch an anderen Körperstellen was abbekommen? Bauch, Rippen?«

»Halten Sie mich für bescheuert? Windelweich geprügelt hab ich diesen Sch***pirat. Mich schlägt man nur einmal, das kann ich Ihnen versprechen!«

»Okay, alles klar.«

Hui, dachte ich nur. Dem war die Karnevalslaune aber gründlich vergangen, was angesichts seiner Nase irgendwie verständlich war.

Ich wandte mich an Philipp Z.

»Es wird einen Moment dauern, wir müssen hinten in den Behandlungsraum. Setzen Sie sich doch solange.«

Philipp Z. sah mich an, als verstünde er nur Bahnhof.

»Alles falsch«, sagte er dann vergnügt und lachte. »Erstens kenne ich den Piratenschläger nicht, und zweitens kann ich mich nicht hinsetzen.«

Er drehte mir sein Hinterteil zu und zog seine Hose ein Stück herunter.

»Splitter im A***«, kommentierte er den Anblick und klang dabei noch immer sehr vergnügt.

Tatsächlich ragte aus seiner rechten Pobacke ein knapp zehn Zentimeter langer Holzsplitter. Er saß tief im Gewebe, das schon ziemlich dick und entzündet aussah.

»Seit wann haben Sie den?«, fragte ich und konnte mein Erstaunen kaum verbergen. Der Splitter war wirklich beeindruckend groß.

»Seit gestern Abend. Wir saßen mit zwanzig Leuten auf einer Bank und haben geschunkelt wie die Weltmeister. Bis die Bank dann zusammenkrachte.«

Er grinste mich breit an, während Oskar B. nur die Augen verdrehte.

»Und wie konnten Sie so schlafen?«, fragte ich erstaunt. »Das muss doch tierisch wehgetan haben!«

»Na ja, dieses Kölsch ist ganz schön schmerzlindernd. Hab ich etwa keine Fahne mehr?«, fragte er überrascht.

Doch, die hatte er. Und was für eine. Auch damit befand sich Philipp Z. in bester Gesellschaft. In der Karnevalszeit kamen jede Menge Leute zu uns, die bereits Stunden, wenn nicht sogar Tage mit ihren Verletzungen ausgeharrt hatten, da sie wegen ihres dauerhaften Alkoholkonsums nicht besonders viel davon merkten. Manchmal konnte das durchaus lebensgefährlich werden.

In diesem Fall glaubte ich allerdings nicht, dass das Leben des Patienten in Gefahr war. Jedenfalls noch nicht. Bei einer schweren Infektion konnte das zweifellos schnell anders aussehen.

Ich nahm Philipp Z. und Oskar B. mit zu den Behandlungsräumen. Als ich Oskar B. in Raum 1 schob, wo ihm die Nase tamponiert werden sollte, murmelte er böse:

»Nächstes Jahr fliege ich in die Sonne. Das war definitiv mein letzter Karneval. Ich hab echt die Schnauze voll.«

Ganz anders der muntere Philipp Z. Obwohl der Holzsplitter so tief in seiner Pobacke saß, dass er herausoperiert werden musste und er für die nächsten zehn Tage Antibiotikum verordnet bekam, verkündete er noch während der Operation unter örtlicher Betäubung strahlend:

»Nächstes Jahr wird nur noch im Stehen geschunkelt! Sicher ist sicher!«

Einen echten Karnevalisten kann eben nichts verschrecken.

* * *

Wie ich vorher schon erwähnt hatte, wird im Karneval eine Menge gebützt. Einen heißen Flirt oder einen One-Night-Stand kann man in der närrischen Zeit praktisch an jeder Ecke finden, aber die wahre Liebe? Da ist ein Sechser im Lotto noch wahrscheinlicher.

Dachte ich zumindest immer. Bis ich vor einem blutenden Flickenclown und einer besorgten Blumenwiese stand.

Es war Rosenmontag am späten Nachmittag – eine der Hochphasen im Krankenhaus. Der Rosenmontagszug war gerade vorbei, verletzte und vollalkoholisierte Karnevalisten kamen nun minutenweise zu uns.

Gestützt von besagter Blumenwiese – eine hübsche junge

Frau, die ein Kostüm aus einem Kunstrasen trug, das über und über mit Blumen bespickt war – wurde der kunterbunte Flickenclown zu mir gebracht. Dank seiner aufwendigen Schminke konnte ich zunächst gar nicht erkennen, was ihm fehlte und fragte ahnungslos nach. Bestürzt sah er mich an.

»Na, schauen Sie doch mal hier!«, sagte er und zeigte auf seine rot-weiß geschminkte Stirn.

Erst da fiel mir auf, dass sein Gesicht ausschließlich mit weißer Farbe geschminkt war, alles Rote war Blut. Eine circa drei Zentimeter große Platzwunde klaffte auf seiner Stirn.

Verliebt streichelte die Blumenwiese ihrem Flickenclown über die Schulter.

»Mein armer Held ...«, gurrte sie liebevoll, und obwohl dem Helden das Blut in die Augen tropfte, strahlte er nicht weniger verliebt zurück.

»Wie ist das passiert?«, fragte ich wie immer.

»Er hat es für mich getan«, belehrte mich die Blumenwiese verzückt.

»Eine Schlägerei?«, bohrte ich weiter.

Die Blumenwiese kicherte selig.

»Nein, nein, so schlimm war es dann doch nicht.«

»Aber ich würde mich sofort für dich prügeln!«, warf der Flickenclown enthusiastisch ein.

»Das weiß ich doch ...«

Wieder dieser selige Blick.

»Würden Sie mir bitte sagen, wie es also dann passiert ist?«, unterbrach ich die beiden Turteltauben.

»Wir standen beim Rosenmontagszug nebeneinander ...«, begann der Flickenclown.

»... und dann kam der Wagen mit den Sultanen ...«, fuhr die Blumenwiese fort.

Ich verstand nur Bahnhof.

»Na, die haben doch immer die dicken Pralinenschachteln!«, erklärte der Flickenclown.

»Richtig gute Pralinen! Die werfen sie tonnenweise!«

»Und da hat sie zu mir gesagt, dass das ihre Lieblingspralinen sind ...«

»Ich liebe die! Besonders in Zartbitter!«

Wieder dieser Blick. Ich verdrehte innerlich die Augen.

»Also habe ich mich ganz nach vorne gekämpft ...«

»... und dann hat er versucht, eine Pralinenschachtel für mich zu fangen ...«

»Leider ist sie mir voll gegen die Stirn gedonnert ... na ja, und so ist es halt passiert«, beendete der Flickenclown seine Schilderungen.

»Ich finde es so süß, dass du das für mich gemacht hast«, himmelte die Blumenwiese ihren Pralinengladiator an.

»Okay. Das muss geklammert, vielleicht auch genäht werden. Frau Doktor wird sich das anschauen. Ich muss nur schnell den Patientenbogen ausfüllen. Ihr Name?«, fragte ich den Flickenclown.

»Stimmt!« Die Blumenwiese sah ihn überrascht an. »Wie heißt du eigentlich?

Ich konnte es nicht fassen. Da wurde geflirtet und geschwärmt, als gäbe es kein Morgen, aber auf die Idee, den Vornamen abzufragen, war noch keiner von den beiden gekommen.

»Jörg.«

»Hi. Ich bin Beate.«

»Schön.«

Langes, verzücktes Anschmachten.

Da ich den beiden ihren Magic Moment nicht verderben wollte, durfte Beate mit in den Behandlungsraum, in dem Jörg genäht wurde. Auf ihren Wunsch machte ich danach noch ein paar Fotos mit Beates Handy, auf denen die beiden sich auf der Behandlungsliege umarmten und tief in die Augen schauten.

Ich hatte diese Episode längst vergessen, als mir Susi ein gutes halbes Jahr später einen Brief überreichte.

»Schau mal, Anna. Steht nur drauf: *An Krankenschwester Anna aus der Notaufnahme* – das musst du sein!«

Stimmt. Eine andere Krankenschwester Anna gab es bei uns nicht. Ich öffnete den Umschlag und staunte nicht schlecht.

Von einer Hochzeitsanzeige grinsten mir ein Flickenclown und eine Blumenwiese entgegen. Darunter stand:

Beate und Jörg – wir haben geheiratet.

Handschriftlich bedankten sich die beiden noch für die gute Betreuung an dem Tag, an dem sie die Liebe ihres Lebens gefunden hatten.

Ich war gerührt und freute mich aufrichtig für die zwei.

Bis heute hängt die Anzeige an meiner Pinnwand, und jedes Mal, wenn mein Blick darauf fällt, muss ich lächeln.

* * *

Vom Bützen im Karneval hatte ich ja schon berichtet. Eigentlich bedeutet das nichts anderes als Küsschen geben, und zwar eins links und eins rechts auf die Wange. So genau nimmt man das im Karneval aber oft nicht, weshalb sich in der Regel haufenweise knutschende Paare in den Armen liegen, die sich vorher noch nie gesehen haben und meist auch nie mehr wiedersehen.

Manchmal treffen sie sich aber doch noch einmal. Ob sie wollen oder nicht.

Anneka V. wurde einen Tag nach Aschermittwoch mit starken Bauchschmerzen zu uns gebracht. Die 25-Jährige sah sehr mitgenommen aus, hatte dunkle Schatten unter den Augen und eingefallene Wangen.

»Ich habe seit zwei Tagen Durchfall«, klagte die junge Frau.

»Wahrscheinlich haben Sie sich eine Magendarmgrippe geholt«, sagte ich. »Karneval werden die Viren ja immer munter ausgetauscht.«

Karneval war die Hochzeit der Grippeerkrankungen. Danach haben alle Ärzte traditionell sehr viel zu tun.

Doch Frau V. schüttelte schwach den Kopf. »Nein, das ist keine Magendarmgrippe. Ich war bestimmt zweihundertmal auf Toilette, und inzwischen kommt nur noch Blut raus. Das kann nicht normal sein.«

Das klang in der Tat besorgniserregend. Blut im Stuhl – und das über einen längeren Zeitraum – war kein gutes Zeichen.

Ich informierte unseren Chirurgen vom Dienst, Dr. Claas H., und während wir auf ihn warteten, überprüfte ich Blutdruck und Puls und nahm ihr Blut ab. Anneka V. lag vollkommen kraftlos auf der Liege und konnte sich kaum noch bewegen.

»Ich muss schon wieder«, stöhnte sie plötzlich. »Aber ich kann nicht mehr aufstehen ...«

»Kein Problem. Ich hole Ihnen eine Bettpfanne. Bleiben Sie ganz ruhig liegen.«

Als ich Frau V. gerade auf die Bettpfanne geholfen hatte und sie sich unter Schmerzen erleichtern konnte, erschien unser Chirurg Dr. Claas H..

»Na, da komme ich ja passend«, bemerkte er trocken, aber zum Glück war Frau V. in dem Moment schon fertig.

Ich informierte Dr. H. erneut über den Zustand der Patientin, und da der Inhalt der Bettpfanne fast nur aus Blut bestand, fiel die Entscheidung von Dr. H. relativ schnell.

»Wir werden eine Darmspiegelung machen«, sagte er, und Frau V. schaute müde zu ihm hoch. »Sie verlieren ziemlich viel Blut, und wir müssen schnellstmöglich herausfinden, warum ... äh ...«

Dr. H. sah Frau V. irritiert an, und die stöhnte erneut laut auf.

»Haben Sie wieder Schmerzen?«, fragte ich sie besorgt, doch Frau V. schüttelte nur matt den Kopf.

»Nein, nein ...«, sagte sie und drehte sich von Dr. H. weg. Der versuchte, noch einmal einen Blick auf ihr Gesicht zu werfen.

»Kennen wir uns nicht?«, fragte er dann irritiert, doch Anneka V. schüttelte wieder nur den Kopf.

»Nein. Und ich wäre Ihnen dankbar, wenn Sie jetzt den Arzt rufen könnten, der die Darmspiegelung vornimmt.«

»Das werde ich selbst machen«, beschloss Dr. H. »Abführen brauchen Sie ja nicht mehr, wir können also gleich loslegen.«

»Oh Gott ...«, murmelte die junge Frau nur, und ich dachte, sie hätte Angst vor der Untersuchung.

»Keine Sorge, das wird nicht wehtun.«

»Kriege ich keine Vollnarkose?«

»Das können wir in Ihrem Zustand leider nicht machen. Aber Sie brauchen sich trotzdem keine Sorgen zu machen, das ist alles halb so wild. Glauben Sie mir.«

Frau V. stöhnte erneut auf, aber diesmal klang es ziemlich genervt.

Dr. H. führte die Darmspiegelung durch, und als er damit fertig war, jammerte Anneka V. über starke Blähungen.

»Das ist ganz normal«, erklärte ihr Dr. H. gelassen. »Sie haben von der Darmspiegelung sehr viel Luft im Darm. Lassen Sie sie ruhig raus.«

Er hatte den Satz noch nicht zu Ende gesprochen, als Anneka V. genau das tat. Peinlich berührt verbarg sie das Gesicht hinter ihren Händen.

Als Dr. H. den Raum verließ, um die verschiedenen Untersuchungsergebnisse zu vergleichen, versuchte ich, Anneka V. zu trösten.

»Ich weiß, das ist alles unangenehm«, meinte ich zu ihr. »Aber das braucht Ihnen nicht peinlich zu sein. Wir haben das schon bei unzähligen Patienten erlebt. Ehrlich. Die Situation, in der Sie sich gerade befinden, ist uns wirklich nicht neu.«

»Das glaube ich kaum«, sagte Anneka V. in dem Moment bitter. »Das ist der schlimmste Tag meines Lebens. Noch nie habe ich mich so geschämt.«

»Dafür gibt es wirklich keinen Grund ...«

»Gibt es wohl!«, unterbrach sie mich. »Wissen Sie, was ich vor drei Tagen noch gemacht habe?«

Ich schüttelte den Kopf.

»Da stand ich am Rosenmontagszug und habe Kamelle gefangen.«

»Und?«

»Und danach habe ich in einer Kneipe auf den Tischen getanzt ...«

»Schön!«

»... und schließlich mit einem total süßen Gorilla in der Ecke gebützt.«

Mir war nicht ganz klar, wo das Problem lag.

»So soll es im Karneval sein! Ist doch schön für Sie ...«

»Und wissen Sie, wer der süße Gorilla war?«, fuhr mich Anneka V. ungehalten an.

Ich schüttelte den Kopf.

»Der Doktor, verdammte Sch***.«

Jetzt verstand ich. Und jetzt war mir auch klar, warum das Anneka V. alles so unangenehm war. Wer findet es schon toll, seine Knutschbekanntschaft drei Tage später im Krankenhaus wiederzusehen, wenn man gerade den schlimmsten Durchfall seines Lebens hat.

Ich überlegte fieberhaft, was ich ihr noch Tröstendes sagen konnte, als Dr. H. wieder den Raum betrat.

»So, jetzt haben wir den Befund«, erklärte er. »Sie haben eine Darmvergiftung.«

Anneka V. bemühte sich, den Doktor nicht anzuschauen, während sie ihm antwortete.

»Wo kriegt man das denn her?«

»So etwas kann zum Beispiel durch Taubenkot ausgelöst werden. Das kann schon mal passieren. Vielleicht haben Sie im Karneval nach einer Kamelle gegriffen, die mit Taubenkot beschmutzt war oder so.«

»Ich war dieses Jahr nicht im Karneval«, sagte Anneka V. trotzig. »Ich war gar nicht in Köln. Ich war im Sauerland bei meinen Eltern.«

Dr. H. musterte sie erneut, wollte etwas sagen, verkniff es sich dann aber und verließ den Raum – natürlich erst, nachdem er die richtige Medikation für Anneka V. aufgeschrieben hatte.

»Versprechen Sie mir, es ihm nicht zu sagen«, bat Frau V. mich eindringlich, als wir wieder alleine waren und ich dabei war, sie auf die Station zu bringen, wo sie noch ein paar Tage bleiben sollte. »Bitte, niemals! Sie dürfen es niemals jemandem erzählen!«

»Versprochen«, sagte ich. »Ich werde es keinem sagen.«

Und an dieses Versprechen habe ich mich gehalten. Gut, die Geschichte ist nun aufgeschrieben, aber erzählt habe ich sie niemandem!

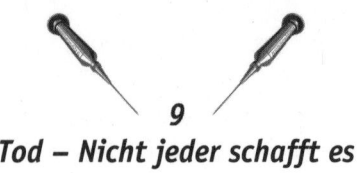

*B*isher habe ich in meinen Erzählungen ein Thema weitestgehend ausgelassen: den Tod. Trotzdem ahnen sie vermutlich, dass auch er Bestandteil meines Berufsalltags ist.

Und nicht nur Bestandteil meines Alltags ist er. Er gehört zum Leben eines jeden Menschen, ob wir wollen oder nicht. Im Vergleich zu früher fällt mir auf, dass immer mehr Menschen Tod und Sterben beinahe vollkommen verdrängen, sie wollen einfach nichts damit zu tun haben. Ich habe schon unzählige Patienten betreut, die ein extrem hohes Alter erreicht hatten und nun unausweichlich dem Ende ihres Lebens entgegenblickten, und diese Tatsache einfach verleugneten, die praktisch vom Sterbebett aus noch Urlaubsreisen buchen oder Kaffeekränzchen organisieren wollten.

Es gibt viele Patienten, die trotz einer todbringenden Erkrankung weder ein Testament haben, geschweige denn eine Patientenverfügung, weil sie sich einfach nie damit auseinandergesetzt haben, dass unser Leben eines Tages unausweichlich zu Ende sein wird.

Ein Fehler, wie ich finde. Wir setzen uns doch mit allen Eventualitäten im Leben auseinander – warum ausgerechnet nicht mit der Sache, die nun wirklich zu 100 Prozent auf uns alle zukommen wird?

Ich habe allerdings auch das genaue Gegenteil erlebt: Patienten, die alles geregelt und sich ausführlich auf die Situation vorbereitet hatten und dann friedlich sterben konnten. Das ist sicherlich der Idealfall. Leider kommt der Tod oft genug aus heiterem Himmel und reißt Menschen aus unserer Mitte, für die es noch viel zu früh scheint. Auch für uns Schwestern und Pfleger sind das belastende Situationen, und wir müssen versuchen, sie so gut es geht zu verarbeiten.

Wenn Sie, liebe Leser, im Folgenden manchmal den Eindruck haben sollten, dass ich die Geschichten rund um dieses sensible Thema genau wie die anderen Geschichten auch mit einer Portion Humor erzähle, so seien Sie versichert, dass das nur den einen Grund hat: etwas Abstand zum Erlebten zu gewinnen. Keineswegs geht es hier um mangelnden Respekt oder fehlende Demut vor dem Tod. Zwar wird der Tod manchmal eben von skurrilen Umständen begleitet, aber dennoch steht hinter jeder Geschichte ein persönliches Schicksal.

Genau wie hinter der von Hardy S.

Er zitterte am ganzen Leib, als ihn die Rettungssanitäter in die Notaufnahme brachten. Hardy S. trug eine hauteng Jeans und ein weites, fliederfarbenes Hemd, bei dem er die beiden obersten Knöpfe offen gelassen hatte. Trotz seiner intensiven Sonnenbankbräune war er aschfahl im Gesicht.

An diesem Abend herrschte mal wieder Hochbetrieb in der Notaufnahme, sodass ich mich zunächst nicht um Hardy S. kümmern konnte. Ein schlimmer Verkehrsunfall mit acht Schwerverletzten hielt uns auf Trab. Und da Frank nur kurz »ABR« zu mir sagte, hatten Schädelhirntrauma und Wirbelsäulenverletzungen Vorrang.

ABR bedeutet »Akute Belastungsreaktion«, im Volksmund

auch Schock genannt, ein Zustand, der für das Herz-Kreislauf-System Stress bedeutet und demnach keinen Vergleich darstellt mit einer offenen Fraktur, die direkt nach Hardy S. in die Notaufnahme geschoben wurde.

Der braun gebrannte Mittvierziger musste also warten.

Verloren saß er auf dem überfüllten Flur und starrte vor sich hin. Zwischendurch brach er immer wieder in Tränen aus, versuchte, sich Luft zuzufächern und einigermaßen die Fassung zu wahren. Was ihm im Großen und Ganzen nicht gelang.

Nachdem ich das letzte Verkehrsopfer in den OP geschoben hatte, konnte ich mich endlich um ihn kümmern.

»Hallo, ich bin Schwester Anna«, sagte ich und setzte mich neben ihn. »Wie geht es Ihnen?«

Hardy S. war nicht in der Lage zu antworten. Er versuchte zu sprechen, aber mehr als ein lautes Schluchzen kam nicht über seine Lippen. Er weinte jetzt hemmungslos und zitterte dabei am ganzen Körper.

Schnell war mir klar, dass hier ohne ein Beruhigungsmittel gar nichts laufen würde. Ich kontrollierte Puls und Blutdruck von Hardy S., und Dr. Alma A. gab ihm ein Mittel, wodurch er innerhalb weniger Minuten deutlich ruhiger wurde.

Jetzt weinte er zwar immer noch, zitterte aber lange nicht mehr so heftig.

»Was ist passiert?«, fragte ich und gab ihm einen Becher mit Wasser.

»Enrico«, schluchzte er. »Er ist tot … er ist tot … und ich bin daran schuld.«

Ich hatte keine Ahnung, wer Enrico war, aber ich war mir ziemlich sicher, dass es sich bei Hardy S. nicht um einen Mörder handelte. Einen Verdächtigen hätten die Kollegen vom Rettungsdienst jedenfalls kaum bei mir abgeliefert.

»Ausgerechnet heute, an unserem Jahrestag!«, schluchzte Hardy S. in dem Moment laut auf. »Genau heute vor elf Jahren haben wir uns kennengelernt ... er wollte mich überraschen ... und dann ... es müssen diese verdammten Wadenkrämpfe gewesen sein, anders kann ich mir das nicht erklären! Er muss wieder so einen Krampf gehabt haben ...«

Ein tödlicher Wadenkrampf? Das wäre etwas Neues.

»Erzählen Sie mir doch mal alles von Anfang an«, sagte ich in der Hoffnung, dass Hardy S. sich den Kummer ein wenig von der Seele reden und dadurch vielleicht etwas beruhigen würde.

»Vor genau elf Jahren haben wir uns im Stiefelknecht kennengelernt. Ich stand an der Theke, und Enrico kam gerade von der Toilette ...«

»Ich meinte, was heute passiert ist«, unterbrach ich Hardy S. »Erzählen Sie mir doch, was genau heute passiert ist.«

»Ach so, ja, natürlich«, antwortete er und räusperte sich. »Enrico hatte heute frei. Er wollte alles vorbereiten für unseren Jahrestag. Wir wollten uns einen richtig schönen Abend machen, mit gutem Essen, noch besserem Wein und ein paar ausgesuchten Pornos.«

Sagenhaft romantisch, dachte ich, sagte aber nichts, sondern nickte nur verständnisvoll.

»Enrico und ich, das passte wie A*** auf Eimer, wie Liz Taylor und Richard Burton«, schluchzte Hardy S. »Wir waren einfach komplett auf einer Wellenlänge. Auch beim Sex passte es, wir mochten es beide richtig schön hart ...«

Ich räusperte mich geräuschvoll und hoffte, dass Hardy S. meinen Wink verstand. Auf ausführliche Beschreibungen seines Sexuallebens konnte ich nun wirklich gern verzichten.

»Was ist denn nun passiert?«, hakte ich vorsichtig nach.

»Als ich heute von der Arbeit nach Hause kam«, sagte er

und begann sofort wieder zu schluchzen. »Hing Enrico im Türrahmen ... er hatte sich ... regelrecht ... erhängt ...«

»Das tut mir leid«, sagte ich betroffen. Mit einem Suizid hatte ich an dieser Stelle nun wirklich nicht gerechnet. »Warum hat er das gemacht? Haben Sie einen Abschiedsbrief gefunden?«

Hardy S. kramte ein Taschentuch hervor und putzte sich geräuschvoll die Nase.

»Abschiedsbrief?«, schniefte er. »Nein! Das Ganze war ein Unfall.«

»Sind Sie sicher?«

Hardy S. lachte bitter auf.

»Ja, todsicher. Enrico trug sein Ledergeschirr, so wie ich es gerne mag. Er hatte seinen Schwanz mit Sprühsahne verziert, er wusste, wie gerne ich diese Kombination an ihm mochte. Nein, das war kein Selbstmord. Das war definitiv ein Unfall.«

Vor meinem inneren Auge stellte ich mir also einen schwulen Mittvierziger vor, der sich im Ledergeschirr und mit einem Schlagsahne-Penis im Türrahmen fesselte. Und so leid mir Hardy S. auch tat, irgendwie war ich jetzt doch gespannt darauf, wie die Geschichte weiterging.

»Enrico hatte schon immer mit Magnesiummangel zu kämpfen«, sagte Hardy S. unter Tränen. »Ich schätze, dass er mal wieder einen seiner schweren Wadenkrämpfe bekam, als er auf mich gewartet hat. Wahrscheinlich ist er vor Schmerzen zusammengezuckt und hat sich dabei stranguliert ... oh Gott, das ist so furchtbar ...«

Ich versuchte erneut, mir die Szene genau vorzustellen.

»Heißt das, er hatte sich mit einem Strick um den Hals im Türrahmen festgebunden?«, fragte ich ungläubig.

»Nein, nicht mit einem Strick. Seine Ledermaske hat hinten ein Halsband«, schluchzte Hardy S.

»Wozu?«, entfuhr es mir erstaunt.

»Wir haben gerne Sklavenspiele gemacht«, erklärte Hardy S. und fand das offensichtlich ganz normal. »Manchmal habe ich ihn stundenlang an der Leine durch die Wohnung geführt. Hätte ich gewusst, dass er irgendwann mal daran stirbt ...«

Der Tod ist eine eigenwillige Angelegenheit. Stets schlägt er unerwartet zu – die einen trifft er im Schlaf, die anderen bei den Vorbereitungen für ein erotisches Tête-à-tête.

Für einen Moment musste ich an Frank und die anderen Rettungssanitäter denken. Jobbedingt hatten sich die Jungs sowieso schon einen gewissen Galgenhumor zulegen müssen, und ich konnte mir ungefähr vorstellen, wie schwer es ihnen gefallen war, beim Eintreffen in Hardy S.' Wohnung ernst zu bleiben.

»Tut mir leid, dass Sie Ihren Lebensgefährten verloren haben«, sagte ich ernst und versuchte verzweifelt, das kuriose Bild aus meinem Kopf zu scheuchen.

Ich hoffte inständig, dass ich eines Tages Glück haben werde und der Tod mich im Schlaf erwischt.

* * *

Es gab Momente, die ich in meinem ganzen Leben nicht vergessen werde. So wie den Nachmittag, an dem Jürgen und Carla R. in die Notaufnahme gebracht wurden.

An diesem schönen Julitag war nicht viel los bei uns. Gegen Abend würde es wahrscheinlich mehr werden, dachte ich, wenn die ganzen Grill- und Badeunfälle kamen. Aber noch schien ganz Köln friedlich in der Sonne zu brüten, und die Notfälle hielten sich in Grenzen.

Jürgen und Carla R. hatten den schönen Tag genutzt, um

ihrem ersten Enkelsohn beim Fußball zuzuschauen. Die beiden waren recht junge Großeltern, gerade mal Mitte fünfzig, und der 6-Jährige Enkel war ihr ganzer Stolz. Es war sein erstes Fußballturnier, und Opa Jürgen hatte ihn wie verrückt vom Spielfeldrand angefeuert.

Irgendwann wurde Jürgen R. ein bisschen übel, und seine Frau schimpfte mit ihm, dass er nicht genug getrunken habe. Es sei schließlich ein heißer Tag, er müsse auf seine Flüssigkeitszufuhr achten, dass hatte sie ihm doch bestimmt schon zehnmal gesagt. Also trank Jürgen R. brav einen halben Liter Wasser, doch besser fühlte er sich deshalb noch lange nicht. Im Gegenteil. Nach einer Weile klagte er zusätzlich über leichte Schmerzen im Brustbereich. Nichts Schlimmes, aber durchaus spürbar.

Jürgen und Carla R. gehörten nicht zu den Leuten, die leichtfertig mit ihrer Gesundheit umgingen. Sie rauchten nicht, tranken nur in Maßen Alkohol und achteten auf eine ausgewogene Ernährung. Die Hitze, verbunden mit dem Flüssigkeitsmangel und den leichten Schmerzen, reichten ihnen, um nach dem Fußballspiel einen kurzen Abstecher in die Notaufnahme zu machen. Sicher ist sicher, sagten sie zu sich, lieber einmal zu viel zum Arzt als einmal zu wenig.

Als sie zu mir kamen, hatte die kühle Luft der Autoklimaanlage Jürgen R. offensichtlich gutgetan. Er fühlte sich nicht mehr so überhitzt und ausgelaugt, auch die Übelkeit war besser, sagte er mir, nur die leichten Schmerzen in der Brust seien noch vorhanden.

Herr R. war ein sportlicher Mann, der kein Kilo zu viel auf den Rippen hatte. Er machte einen durchtrainierten Eindruck und schien insgesamt in einer guten körperlichen Verfassung zu sein. Dennoch durfte man unklare Brustschmerzen nicht auf die leichte Schulter nehmen.

»Gut«, sagte ich zu Frau R. »Dann warten Sie doch bitte solange im Wartezimmer, während Ihr Mann untersucht wird.«

Frau R. nickte ihrem Mann kurz zu und verschwand daraufhin im Wartezimmer.

Jürgen R. folgte mir in den Behandlungsraum.

»So, Herr R., dann geben Sie mir doch bitte mal Ihre Versichertenkarte und machen sich obenrum schon mal frei. Der Doktor kommt so...«

Ich konnte den Satz nicht zu Ende sprechen. Nur kurz hatte ich Jürgen R. den Rücken zugedreht, als ein lauter Knall den Raum erfüllte.

Von einer Sekunde auf die andere war Jürgen R. tot auf den Boden geknallt.

Ich rief sofort das Schockteam, das innerhalb kürzester Zeit den Raum betrat und sofort mit den Reanimationsmaßnahmen begann. Wir taten alles, was in unserer Macht stand, um den Mann ins Leben zurückzurufen.

Nach über einer Stunde erklärte schließlich Dr. Alma A.: »Es hat keinen Zweck mehr. Es ist vorbei.«

Wie gelähmt starrte ich auf Jürgen R., der vor zwei Stunden noch auf dem Fußballplatz stand und seinen Enkel vom Spielfeldrand aus angefeuert hatte.

Die Obduktion sollte später ergeben, dass er an einem extrem schweren Infarkt verstorben war. Es gab nichts, was ihn hätte retten können.

Leer und müde verließ ich den Behandlungsraum, erschüttert darüber, wie schnell der Tod mitunter zuschlagen konnte. Und dann erblickte ich Carla R., die ahnungslos im Wartezimmer saß und lächelnd die Fotos auf ihrer Digitalkamera durchsah, die ihr Mann noch vor ein paar Stunden auf dem Fußballplatz gemacht hatte.

Ich sah, wie unsere Internistin Dr. A. schweren Herzens in das Wartezimmer ging, um die völlig ahnungslose Frau R., die ihren Mann wegen leichten Unwohlseins zu uns gebracht hatte, nun von dessen Tod zu unterrichten.

Als ich weiterging, hörte ich noch, wie Frau R. laut aufschrie.

Es war einer der traurigsten Momente meines Berufslebens.

* * *

Wie ich bereits erwähnte: Ich besitze großen Respekt vor dem Tod. Er ist und bleibt eine ernste Angelegenheit, und obwohl ich tagtäglich mit ihm konfrontiert werde, ist es für mich als Krankenschwester dennoch alles andere als leicht, den richtigen Umgang mit ihm zu finden.

Ich betone das deshalb, weil es sich für Außenstehende vielleicht makaber anhören mag, wenn ich jetzt sage, dass wir in der Notaufnahme sehr darauf bedacht sind, nur lebende Patienten aufzunehmen. Fährt ein Rettungswagen mit einem Toten vor, lassen wir ihn gar nicht erst hinein.

Aus einem einfachen Grund:

Ein Toter nimmt irre viel Zeit in Anspruch. Zeit, die wir sonst den lebenden Patienten widmen könnten – welche diese eindeutig dringender benötigen. Leichenschau, Totenscheinausstellung, Angehörige informieren – das sind keine Dinge, die man in fünf Minuten abwickelt. Deshalb gehören Tote nicht in die Notaufnahme, sondern in ein Beerdigungsinstitut oder in die Pathologie.

Das wissen die Notärzte im Rettungswagen natürlich auch, aber für sie bedeutet das Prozedere eben genauso viel Arbeit. Deshalb wurde nicht nur einmal versucht, uns einen Toten als lebendig zu verkaufen.

Ein Kollege war einst sogar so dreist, mir eine komplette Reanimation vorzuspielen. Hingebungsvoll tat er so, als würde er die Leiche reanimieren – in der Hoffnung, wir würden sie dann doch noch aufnehmen.

»Was machst du da?«, fragte ich ihn.

»Na, wonach sieht das wohl aus?«, ächzte er schauspielernd. »Ich versuche, den Mann am Leben zu halten!«

Ich sah den Kollegen nur missbilligend an und zeigte auf die zahlreichen Leichenflecken, die bereits überall am Toten zu sehen waren.

»Und was ist das?«, fragte ich ihn. »Tut mir leid, aber den musst du wieder mitnehmen.«

Der Kollege seufzte ertappt und nahm die Leiche schweren Herzens wieder mit.

Ein paar Wochen später stand besagter Kollege wieder vor der Notaufnahme. Auf seiner Trage lag ein alter Mann, der alles andere als lebendig aussah.

Hellhörig von dem vorangegangenen Ereignis legte ich die von der Trage baumelnde Hand des Mannes auf seinen Bauch zurück.

Vorwurfsvoll sah ich meinen Kollegen an.

»Mann, der ist ja schon kalt!«

»Anna, sorry, aber diesmal musst du 'ne Ausnahme machen!«

Ich schüttelte energisch den Kopf.

»Du weißt doch, was hier los ist. Überfüllt und unterbesetzt, sage ich nur. Wir können uns nicht um einen Toten kümmern!«

»Es ist wirklich eine Ausnahme«, bettelte der Kollege. »Er ist aus'em Puff.«

»Und?«

Nur weil einer im Bordell stirbt, muss ich ihn noch lange nicht tot in meine Notaufnahme lassen.

»Wir haben ihn direkt aus einem der Zimmer geholt. Er hat

dem Mädel wohl vorher sein halbes Leben erzählt. Na ja, jedenfalls ist er seit über fünfzig Jahren verheiratet, und seine Frau ist schwer krebskrank. Er pflegt sie seit Jahren und wollte einfach mal raus. Einerseits hatte er wohl ein gewaltig schlechtes Gewissen deshalb, andererseits wollte er aber auch noch mal das Leben spüren. Tja. War ein kurzes Vergnügen«, sagte er mitleidig. »Aber verstehste, wenn ich der krebskranken, uralten Ehefrau nun sage, dass ihr Mann zwischen den Schenkeln einer tätowierten Asiatin gestorben ist – nee, ehrlich Anna, das geht nicht. Können wir ihr nicht sagen, er ist auf der Straße zusammengebrochen und im Krankenhaus gestorben? Bitte!«

Ich musste nicht lange überlegen.

Wir kontrollierten den Gang, damit uns auf den ersten Metern nicht gleich ein Arzt über den Weg lief, der unseren Toten direkt wieder des Hauses verweisen würde.

Dann schoben wir den alten Mann in einen Behandlungsraum und bereiteten unsere kleine Lüge vor.

Später sah ich eine weißhaarige alte Dame an seiner Liege stehen. Sie war klein, schmal und gebrechlich und streichelte dem Toten liebevoll die Hand. Dann beugte sie sich über ihn und gab ihm einen Kuss auf die Stirn.

»Ich bin bald bei dir, Liebling. Bald sind wir wieder zusammen«, sagte sie lächelnd, und ich wusste, dass wir alles richtig gemacht hatten.

* * *

Dass schwer kranke oder verletzte Patienten bei uns in der Notaufnahme sterben, gehört leider zu meinem Alltag als Krankenschwester. Die Gründe, die zum Tode führen, liegen allerdings normalerweise außerhalb des Krankenhauses.

Gar nicht alltäglich ist es daher, wenn das Schreckliche quasi in Sichtweite passiert und man beinahe zur Augenzeugin wird.

Zuerst hörte ich nur einen lauten Knall, daraufhin dann ein entsetztes Schreien. Wenige Augenblicke später klopfte jemand hektisch an die Eingangstür der Notaufnahme. Ein aufgeregter Passant stand vor uns.

»Kommen Sie schnell! Bei der Telefonzelle ist ein Unfall passiert! Sie müssen sofort mitkommen!«

Die besagte Telefonzelle befindet sich keine 200 Meter von der Notaufnahme entfernt. Wer jedoch jemals in einem Krankenhaus gearbeitet hat, der weiß, dass man aus versicherungstechnischen und rechtlichen Gründen nicht einfach vor die Tür gehen darf. Wenn ich die Notaufnahme verlasse und während dieser Zeit etwas passieren würde, wäre ich dran.

Zum Glück war unsere Internistin Dr. Alma A. in der Nähe und gab mir sofort grünes Licht. Also schnappte ich mir den Notfallkoffer und rannte mit dem Passanten los, dicht gefolgt von Dr. A..

Schon von Weitem konnte ich ahnen, was für ein Drama sich unmittelbar vor unserer Tür abgespielt haben musste.

Ich sah ein völlig zerstörtes Motorrad im Straßengraben, der Fahrer lag regungslos auf der Straße, direkt vor einem Auto. Sein Kopf sah unnatürlich verdreht aus. Der völlig geschockte Autofahrer kniete hilflos neben dem Verletzten und redete nervös auf ihn ein.

»Hallo! Hören Sie mich? Können Sie mich hören? Sind Sie in Ordnung?«

Nein, das war er definitiv nicht.

Wir stürzten zu dem Unfallopfer und versuchten gleichzeitig, etwas über seinen Gesundheitszustand und den Unfallhergang zu erfahren.

»Kein Puls«, stellte Dr. A. sofort fest und begann mit der Reanimation.

»Was machen wir mit dem Helm?«

»Gar nichts. Wir müssen von gravierenden Kopfverletzungen ausgehen, der Helm bleibt drauf.«

Nur die Blende öffnete Dr. A vorsichtig, um die Pupillen des Verletzten kontrollieren zu können.

»Wie ist das passiert?«, fragte ich den geschockten Autofahrer.

»Ich ... äh ... es ging alles so schnell«, stotterte er. »Ich fuhr in die Kurve, und da sah ich ihn schon. Er hatte sich mit dem Motorrad ganz tief in die Kurve gelegt und dann ...«

»Oh Gott«, dachte ich nur und schaute auf den Motorradfahrer.

Ein junger Mann, der das schöne Wetter für eine Motorradtour nutzen will. Sportlich legt er sich in jede Kurve, fliegt liegend über die Straße und merkt dabei nicht, dass sein Kopf auf die gegenüberliegende Spur geraten ist. Wie aus dem Nichts taucht ein Auto in der Kurve auf, vielleicht hat der Motorradfahrer es noch gesehen, vielleicht hat er noch versucht auszuweichen, vielleicht hat er geahnt, was auf ihn zukommen würde. Doch vermutlich hatte er dafür keine Zeit mehr. Innerhalb von Millisekunden knallte er mit seinem Kopf gegen das Auto.

In diesem Moment ahnte ich, dass alle unsere Bemühungen umsonst sein würden.

Leider sollte ich recht behalten.

Während Dr. A. die Wiederbelebungsmaßnahmen durchführte, rief ich den Notarztwagen, denn trotz der geringen Distanz musste ein Schwerverletzter wie dieser natürlich im Wagen transportiert werden.

Vorsichtig wurde er in den Rettungswagen gehoben, der

ihn die wenigen Meter im Schritttempo bis zur Klinik fuhr. Die ganze Zeit über führte Dr. A. dabei die Wiederbelebungsmaßnahmen durch.

Nach einer Dreiviertelstunde hörte sie auf.

Der junge Mann war tot.

Gestorben vor den Pforten einer Notaufnahme.

* * *

Natürlich macht der Tod auch nicht vor Ärzten halt.

Professor Dr. G. war eine Koryphäe auf seinem Gebiet. Einer der besten Anästhesisten, die es in unserem Krankenhaus je gab. Ein 45-jähriger dynamischer Mann, der für seinen Beruf lebte und voller Energie und positiver Ausstrahlung war.

Als Chefarzt der Anästhesie hatte er die Leitung der Intensivstation inne, unzählige schwer verletzte und kranke Patienten verdankten es nicht zuletzt ihm, dass es ihnen irgendwann besser ging. Er war ein außergewöhnlich fürsorglicher und aufmerksamer Arzt, der wusste, dass nicht nur die medizinische Versorgung notwendig war, um einen Patienten wieder auf die Beine zu bringen, sondern dass man sich auch um das seelische Wohlergehen der betreffenden Personen kümmern musste. Professor G. hatte immer ein offenes Ohr für die Sorgen seiner Patienten, besonders für diejenigen, denen selbst die modernste Medizin leider nicht mehr helfen konnte.

Es war ihm ein besonderes Anliegen, diesen Patienten einen schmerzfreien Abschied von der Welt zu ermöglichen.

»Keiner muss heute noch Schmerzen erleiden, wenn es zu Ende geht«, hat er immer gesagt. In der Palliativmedizin gibt es noch eine Menge zu tun, und Professor G. war in jedem Fall ein Vorreiter auf diesem Gebiet.

Ich erinnere mich noch genau an jenen verregneten Novembermorgen, als ich auf die Intensivstation musste. Fünf Jahre liegt das nun zurück. Ich hatte Patientenakten gebracht und sah Professor G. am Bett einer knapp 60-jährigen Frau sitzen.

Ich kannte die Frau, sie hatte sich schon oft bei uns in der Notaufnahme behandeln lassen müssen. Sie war schwer krebskrank und war in den vergangenen zwölf Monaten häufig mit dem Rettungswagen zu uns gebracht worden.

Der Krebs hatte sich inzwischen in ihrem ganzen Körper ausgebreitet, und die Ärzte konnten nichts mehr für sie tun.

»Jetzt habe ich keine Schmerzen mehr«, hörte ich die Frau leise zu Professor G. sagen. Er hielt ihre Hand fest und sprach mit ruhiger Stimme.

»Das ist gut«, sagte er. »Haben Sie Angst?«

Die Frau schüttelte schwach den Kopf.

»Nein. Jetzt ist alles gut.«

Der Professor nickte ihr lächelnd zu und überprüfte noch einmal die Schmerzinfusion, die ihr die letzten Stunden erleichtern sollten. Dann stand er auf und verabschiedete sich von ihr.

»Ich schaue nachher noch mal bei Ihnen vorbei«, meinte er zu der Frau, und sie nickte dankbar.

Der Professor entfernte sich von ihrem Bett und war gerade aus dem Blickfeld der Frau verschwunden, als sich seine Gesichtszüge von einem Moment auf den anderen veränderten. Innerhalb weniger Sekunden sackte er zu Boden.

Ich stürzte sofort zu ihm, kurz darauf stand ein Ärzteteam um Professor G. und versuchte, ihn zu reanimieren.

Ohne Erfolg.

Wie sich später herausstellen sollte, hatte Professor G. ein Hirnaneurysma. Es war absolut nichts zu machen.

Fassungslos standen wir um ihn herum, unfähig ein Wort zu sagen.

Am gleichen Tag starb auch die krebskranke Frau. Sie hatte ein letztes Mal nach Professor G. gefragt, aber wir hielten es für besser, ihr nicht zu sagen, was passiert war.

»Er ist zu einem Notfall gerufen worden«, teilte die Schwester ihr stattdessen mit, und die Frau hatte verständnisvoll genickt. Wenig später war sie schmerzfrei und ruhig eingeschlafen.

Der Tod von Professor G. ging mir sehr nahe. Vielleicht auch deshalb, weil er sich stets besonders intensiv um sterbenskranke Patienten gekümmert hat. Es war so unfair, dass ausgerechnet er von einer Sekunde auf die nächste sang- und klanglos abberufen wurde.

Aber so ist das nun mal mit dem Tod. Keiner weiß, wann er kommt.

In diesem Sinne, liebe Leser: Genießen Sie das Leben, und passen Sie gut auf sich auf!

– Ende –

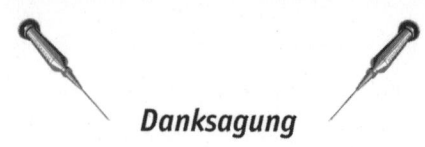

Danksagung

*M*eine Familie war immer für mich da und hat mich gestärkt – ich danke Euch allen!

Besonderer Dank gilt meiner Lektorin Susanne Haffner, ohne die dieses Projekt nicht zustande gekommen wäre.

Außerdem möchte ich der lieben Christine dafür danken, dass sie die zig Änderungen und Anmerkungen meinerseits so super umgesetzt hat.

Keinesfalls zu vergessen sind außerdem: alle Kollegen/innen, die Ärzte/innen, die Mitarbeiter aus den Funktionsabteilungen (wie z.B. Röntgen), das OP-Personal, das Küchenpersonal, die Werkstattmitarbeiter, die Apotheke, der Transportdienst, die helfenden Hände, das Reinigungspersonal usw. – kurzum: alle, die so eine Klinik »am Laufen halten«. Keiner von uns könnte ohne den anderen auskommen. Ich liebe meinen Beruf nun schon seit über zwanzig Jahren, und das liegt hauptsächlich an der Zusammenarbeit mit Menschen, die das gleiche Ziel wie ich verfolgen.

Danke,
Eure Anna

Wer gibt schon offen zu, sein Kind gerne mal eine Woche im Zoo lassen zu wollen. Bei den Brüllaffen. Weil es dort einfach am besten

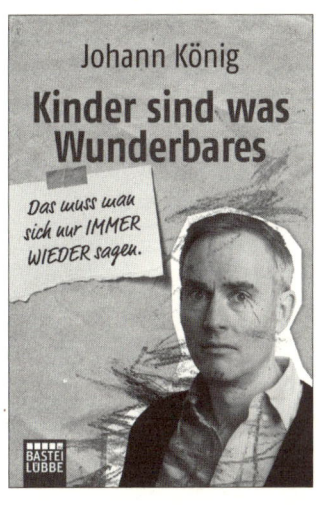

Johann König
KINDER SIND WAS
WUNDERBARES, DAS
MUSS MAN SICH NUR
IMMER WIEDER SAGEN
368 Seiten
ISBN 978-3-404-60872-0

Mit drei Nachkommen ist man in Deutschland bereits überdurchschnittlich bekindert. Wenn die Orgelpfeifen ihre 5 Minuten bekommen und nur über Worte in großer Lautstärke zu erreichen sind, gehört man zu den Asozialen. Die Wunschkinder betrachtend, denkt sich der Mann in solchen Momenten ganz woanders hin: In eine Welt ohne Kinder. Eine Welt nur mit Fußball. Genau wissend, dass diese Welt unerträglich wäre. Unerträglich schön.

Johann König kennt alle heimlichen Gedankenblitze und Wünsche, die Eltern aus Scham für sich behalten. Er beschreibt sie wortreich und detailgenau, wobei in der täglichen Verzweiflung immer wieder seine unerschütterliche Liebe zum Kind durchscheint.

Bastei Lübbe

»Sie sprechen ja fantastisch Deutsch«

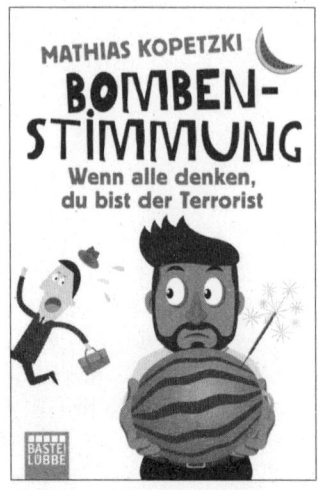

Mathias Kopetzki
BOMBENSTIMMUNG
Wenn alle denken, du
bist der Terrorist
240 Seiten
ISBN 978-3-404-60956-7

Ob im Bett mit einer hübschen Frau, am Strand, im Zug oder in der Schule - Mathias Kopetzki hat im Lauf seines Lebens schon die absurdesten Geschichten erlebt, welche ihn immer wieder daran erinnern, dass er »nicht ganz deutsch« ist. Allerdings ist der Autor in einem norddeutschen Dorf aufgewachsen, hat Abitur gemacht und studiert. Mit schwarzem Humor und Ironie erzählt er von kleinen und großen Kränkungen, von Sticheleien und fragwürdigen erotischen Avancen, von skurrilen Situationen in Behörden oder auf der Straße, mit Sicherheitsbeamten, Schaffnern und Passanten.

Bastei Lübbe

»Sammeln Sie Treuepunkte?«
»Ne, aber Strohpüppchen von meiner Tante
aus Ostpommern.«

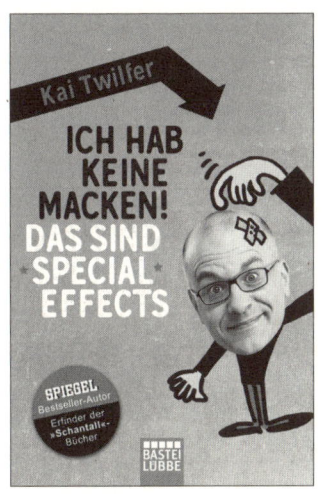

Kai Twilfer
ICH HAB KEINE
MACKEN! DAS SIND
SPECIAL EFFECTS
256 Seiten
ISBN 978-3-404-60957-4

Jedem Tierchen sein Pläsierchen! Extrem spaßig geht Bestsellerautor Kai Twilfer unseren typischen Ticks und Marotten auf den Grund. Im Alltag und auf Reisen sucht er Antworten auf die Fragen, warum wir Raucher vor der Kneipe aus- und Promis im Dschungel einsperren. Er will wissen, warum Frauen immer zu zweit aufs Klo gehen, Männer Hochdruckreiniger anhimmeln und ganze Familien von Autobahnbrücken winken. Ein schonungsloser Angriff auf die Lachmuskeln. Und ein Buch, indem sich jeder wiederfindet. Denn kleine Macken haben wir schließlich alle. Erst recht der Autor ...

Bastei Lübbe

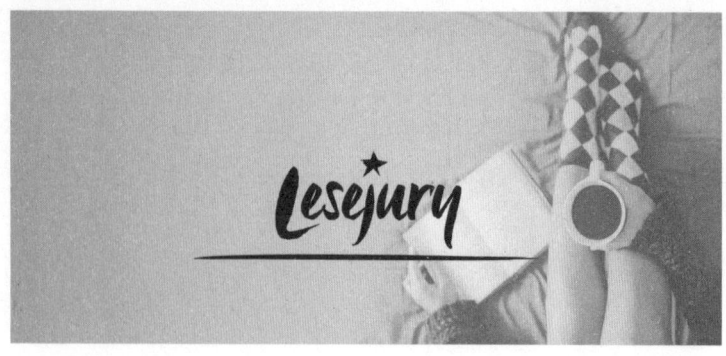